Eigensicherung und Selbstschutz

für kommunale Polizei- und Ordnungsbehörden

Alles in Ordnung? - Aber sicher!

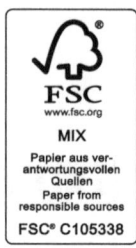

Impressum

Bibliografische Information der Deutschen Nationalbibliothek: Die Deutsche Nationalbibliothek verzeichnet diese Publikation in der Deutschen Nationalbibliografie; detaillierte bibliografische Daten sind im Internet über dnb.dnb.de abrufbar.

Verlag: BoD · Books on Demand GmbH, Überseering 33, 22297 Hamburg, bod@bod.de

Druck: Libri Plureos GmbH, Friedensallee 273, 22763 Hamburg

ISBN: 978-3-8391-2722-3

Inhaltsverzeichnis

Dieses Buch enthält Darstellungen von Gewalt.

Die in dem Buch gezeigten Techniken können insbesondere bei nicht sachgemäßer Anwendung schwere Körperschäden verursachen.

Der Autor oder Gewaltschutztraining Hessen übernehmen keinerlei Haftung für Verletzungen oder Sachschäden, die aus der Nachahmung oder dem Einsatz der der Techniken entstehen.

Sie sind an Ausbildungen zu vorliegenden Themen interessiert?

Nähere Informationen erhalten sie unter www.mts-gewaltschutztraining-hessen.de

Über den Autor

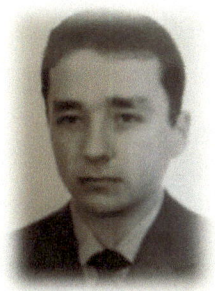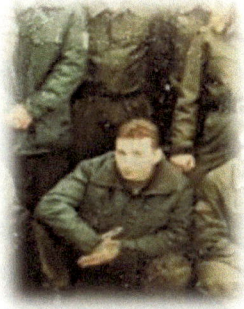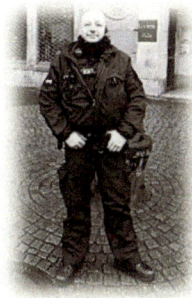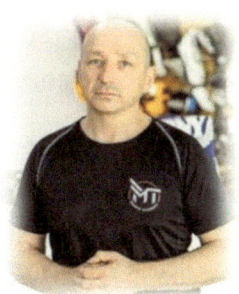

Nils Weyand ist Jahrgang 1977. Er wuchs in Frankfurt am Main auf und trat 1993 in den Dienst der hessischen Polizei ein.

Nach Abschluss der Ausbildung zum mittleren Polizeivollzugsdienstdienst wurde er im Oktober 1996 in den polizeilichen Einzeldienst nach Frankfurt am Main versetzt.

Hier versah er Dienst im Wach- und Streifendienst bei verschiedenen Polizeirevieren. Außerdem versah er mehrere Jahre Dienst beim damaligen Sonderkommando Süd.

Zwischen 2006 und 2008 absolvierte Nils Weyand ein Verwaltungsfachhochschul-Studium, um sich für den gehobenen Polizeivollzugsdienst zu qualifizieren.

Nach erfolgreichem Abschluss des Studiums kehrte Nils Weyand zum Polizeipräsidium Frankfurt zurück und übernahm bereits wenige Monate später die eigenständige Führung von Dienstgruppen.

In dieser Tätigkeit gehörte zu seinen Aufgaben die dauernde Aus- und Fortbildung von Mitarbeitern, das Führen der Dienst- und Fachaufsicht, sowie das Erstellen von Dienstplänen, präventiven und repressiven Einsatzkonzepten und die Leitung von Ad-Hoc Lagen in herausragenden Fällen und die Führung von Kräften bei Lagen aus besonderem Anlass.

Einleitung

Dieses Buch richtet sich an Mitarbeiter und Führungskräfte kommunaler Polizei- und Ordnungsbehörden, kommunaler Vollzugsdienste und Personen, die in der Ausbildung tätig sind.

Warum sind Eigensicherungskonzepte für Mitarbeiter kommunaler Ordnungs- und Polizeibehörden erforderlich?

Eigensicherung ist für Mitarbeiter des kommunalen Polizei- und Ordnungsdienstes von großer Bedeutung.

Eigensicherung dient der Erhöhung der Sicherheit im Einsatz und der Effizienz gefahrenabwehrender behördlicher Maßnahmen.

Seit den 1990er Jahren hat der Außendienst der Ordnungsbehörden, besonders aber nicht nur in Großstädten, eine erhebliche Ausweitung seiner Tätigkeiten erfahren, wodurch sich die Aufgaben zunehmend denen der Polizei annähern.

Dies führt auch zu einer wachsenden Gefährdungs- und Belastungslage. Zu diesem Ergebnis kam auch eine Untersuchung der Unfallkasse Hessen im Mai 2018.

Die Sicherheitsstrukturen des Bundes und der Länder unterliegen einem ständigen Wandel und Veränderungen.

Clankriminalität, Terrorismus, Internetbasierte Kriminalität, die Covid-Pandemie und neue Kriminalitätsphänomene sind nur einige Gründe, die den herkömmlichen Polizeiapparat der Landespolizeien nachhaltig binden. Geringe Ordnungsverstöße können aufgrund mangelnder Ressourcen oft nicht mehr oder nur mit Zeitverzögerung abgearbeitet werden.

Weniger Polizeipräsenz und weniger Zeit für Aufgaben der allgemeinen Gefahrenabwehr, wie die Abarbeitung von Ruhestörungen, Kontrollen in Bereichen von Verhaltensauffälligkeiten, die lediglich Ordnungsverstöße und keine Straftaten darstellen sind die Folge.

Da wo die originäre Zuständigkeit bei den kommunalen Ordnungsbehörden liegt, wurde verstärkt daran gearbeitet einen Außendienst aufzubauen, der teilweise auch im Schichtdienst arbeitet, um die polizeiliche Präsenz zu ergänzen.

Viele Aufgabengebiete überschneiden sich mit Aufgaben der Landespolizeibehörden.

Gute Eigensicherung ist Ausdruck professionellen Handelns und wird auch so in der Öffentlichkeit wahrgenommen.

Dieses Buch ist ein Buch aus der Praxis für die Praxis.

Der Anstoß dieses Buch zu schreiben, kam von Seiten kommunaler Ordnungsbehörden, die Bedarf in dieser Hinsicht äußerten.

Es soll täglicher Ratgeber, Inspiration und Leitfaden für berufsbegleitende Aus- und Fortbildung sein.

Es erhebt keinerlei Anspruch auf Vollständigkeit und kann naturgemäß nicht „komplett" sein.

Weitere Bücher sind, die sich im Detail mit einzelnen Themen aus dem Buch beschäftigen sind in Arbeit.

Ergänzendes Vorwort

Ich kenne den Autor Nils Weyand seit 1998. Ich selbst bin seit den frühen 90er Jahren Polizeibeamter. Ende der 1990er Jahre fuhr ich einige Jahre mit dem Autor Streife.

Ich kann ihnen das vorliegende Buch nur wärmstens empfehlen.

Der Inhalt ist authentisch und beruht auf sehr viel Erfahrung. Ich kann ihnen versichern, dass der Autor das beschriebene selbst ausprobiert hat.

Als junger Schutzmann musste er oft ausgebremst werden, was das geschriebene Wort noch authentischer macht.

Er war stets in vorderster Reihe zu finden und ich bin auch erstaunt über die Entwicklung des Menschen Nils Weyand, der heute Worte wie Rückzug und Empathie **aus Überzeugung** benutzt.

Vor 26 Jahren gab es das Wort für den damaligen Polizeimeister Weyand nicht.

Trotzdem fühlte ich mich an seiner Seite stets sicher.

Eigensicherung und Kampfsport war auch damals schon seine Welt neben der Polizei.

Aus vielen gemeinsam geschlagenen Schlachten und auch vielen schönen Momenten wurde eine tiefe Freundschaft, die uns noch heute verbindet.

Eine aufregende Zeit und eine Zeit, die mich besonders prägte.

Erich L. „ELO", Polizeihauptkommissar

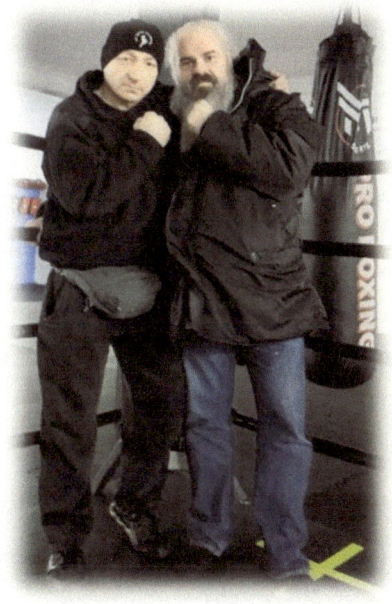

PHK Erich Lotz und PHK a. D.

Nils Weyand im Januar 2025

Kapitel 1

Die Aufgaben der kommunalen Ordnungsdienste,

Stadt- und Ordnungspolizeien

Die Aufgaben kommunaler Polizei-, Vollzugs- und Ordnungsbehörden sind sehr vielfältig.

Diese Behörden sind für die allgemeine Gefahrenabwehr und die Aufrechterhaltung der öffentlichen Sicherheit und Ordnung zuständig.

Rechtliche Grundlage bieten die Polizeigesetze der Länder und vereinzelt auch spezielle Gesetze, wie zum Beispiel in Nordrhein-Westfalen das Ordnungsbehördengesetz (OBG NRW).

Außerdem gewährleisten die Mitarbeiter der kommunalen Ordnungs- und Polizeibehörden die Einhaltung kommunaler Verordnungen und Satzungen, wie zum Beispiel der Gefahrenabwehrverordnung über die Einhaltung der öffentlichen Sicherheit und Ordnung der Stadt Frankfurt am Main oder für den Bereich der Nordrhein-westfälischen Stadt Köln die Kölner Stadtordnung (kurz KSO)

Zudem kümmern sich die kommunalen Ordnungs- und Polizeibehörden um Maßnahmen nach anderen Rechtsnormen, wie zum Beispiel:

- dem Jugendschutzgesetz
- Überwachungen nach dem

  Prostituiertenschutzgesetz
- Kontrollen von Gaststätten und Gewerbebetrieben
- Abschleppen verbotswidrig/behindernd abgestellter

  Fahrzeuge (Schrottfahrzeuge)
- Nachlasssicherungen bei Verstorbenen ohne

  Angehörige
- Evakuierungen bei Bombenfunden durch

  Baumaßnahmen
- Begleitung von Groß- und

  Brauchtumsveranstaltungen

Diese Auflistung ist keinesfalls abschließend.

Regelmäßige Einsatzanlässe oder Ursachen des Einschreitens bei eigener Wahrnehmung sind zum Beispiel

- unzulässige Abfallentsorgung oder weggeworfene

  Zigarettenkippen

- illegales Lagern

- Missachtung des Leinenzwangs oder der

  Maulkorbpflicht bei Hunden

- Liegenlassen von Hundekot

- belästigendes Verhalten von Personen und

  aggressives Betteln

- Urinieren oder Verrichten der Notdurft in der

  Öffentlichkeit

- Alkoholkonsum auf Spielplatzflächen

- Farbschmierereien, Graffiti und Wildplakatierung

- Ruhestörungen

Die aufgeführten Beispiele sind keinesfalls abschließend.

Tägliche ordnungspolizeiliche Standardmaßnahmen sind beispielsweise:

- Personalien festzustellen und Daten zu erheben

- Verwarngelder zu erheben und einzunehmen

- Durchsuchungen von Personen vorzunehmen

- Gegenstände sicherzustellen

- Platzverweise auszusprechen und durchzusetzen

- Personen in Gewahrsam zu nehmen

- Gaststättenkontrollen

- Allgemeine Hilfeleistungen und Streitschlichtung

Auch die obige Aufzählung ist keineswegs abschließend, sondern stellt lediglich Beispiele aus der ordnungspolizeilichen Praxis dar.

Durch die Präsenz in Uniform können Mitarbeiter der kommunalen Ordnungs- und Polizeibehörden durch ihre Erkennbarkeit auch jederzeit in anderen Notfallsituationen, die nicht in ihr Aufgabengebiet fallen angesprochen und involviert werden.

Dabei kann es sich auch um schwerste Straftaten, Amoklagen oder ähnliches handeln.

Durch ihre Erkennbarkeit können sie in diesem Fall auch ohne eigenes Einschreiten zu Zielen von Übergriffen durch Täter werden, beispielsweise weil diese einem Einschreiten oder einer Festnahme zuvorkommen wollen und die Mitarbeiter des kommunalen Ordnungs- oder Polizeidienstes angreifen.

Insbesondere durch Tätigkeiten aus Anlass von Volksfesten und Brauchtumsveranstaltungen kann es auch zu Lagen kommen, in denen Mitarbeiter von kommunalen Ordnungsdiensten unvorbereitet mit Angriffen rechnen müssen, beziehungsweise ihnen aufgrund ihrer Anwesenheit kein Spielraum zum Einschreiten zur Verfügung steht.

Streifengänge in kriminalitätsbelasteten Gegenden und im örtlichen Trinker- und Obdachlosenmillieu sind ebenfalls an der Tagesordnung.

Hierbei haben die Mitarbeiter der kommunalen Ordnungs- und Polizeibehörden oft mit Personen zu tun, bei denen Risikofaktoren vorliegen, die gewalttätiges Verhalten fördern.

Störungen der öffentlichen Sicherheit und Ordnung gehen oft von Personen mit

Suchtmittelabhängigkeiten, psychischen Erkrankungen und krimineller Erfahrung und auch Gewaltpotenzial aus.

Oft wird aus nichtigen Anlässen eine Konfliktsituation, die sich auch zu einer gewalttätigen Auseinandersetzung entwickeln kann.

Eigensicherung dient in erster Linie dem Schutz der Mitarbeiter des kommunalen Polizei- und Ordnungsdienstes. Die Sicherheit der Einsatzkräfte hat oberste Priorität. Mitarbeiter von kommunalen Polizei- und Ordnungsdiensten haben in der Regel den Status eines Hilfspolizeibeamten. Die Bestellung und genaue Zuständigkeits- und Aufgabenbeschreibung erfolgt durch die jeweilige Kommune nach Vorgabe der landesrechtlichen Rahmenbedingungen.

Im Bereich der Gefahrenabwehr und der Durchsetzung kommunaler Angelegenheiten stehen ihnen in der Regel die gleichen Rechte und Maßnahmen zu wie Polizeivollzugsbeamten.

Einzelheiten regeln die Polizei- und Ordnungsgesetze der Bundesländer.

Auch wenn es hier im Detail Unterschiede gibt, übt der kommunale Ordnungsdienst in Köln im Prinzip „die gleichen" Tätigkeiten aus wie die Frankfurter

Stadtpolizei und bei der Ausübung dieser Tätigkeiten stehen ihnen auch „die gleichen" Befugnisse zu.

Das heißt, dass die Mitarbeiter dieser Behörden in Teilbereichen die gleichen Aufgaben erfüllen wie Polizeivollzugsbeamte.

Dadurch sind die Mitarbeiter kommunaler Polizei- und Ordnungsbehörden oft in gefährlichen oder zumindest konfliktträchtigen Situationen tätig.

Als Beispiel seien hier Ruhestörungen durch alkoholisierte Personen, Verstöße gegen kommunale Gefahrenabwehrverordnungen, Verstöße gegen Tierhaltungsverordnungen oder ähnliches genannt.

Eigensicherungsroutinen und gute kommunikative Fähigkeiten helfen, das Risiko von Verletzungen oder Übergriffen zu minimieren.

Gut ausgebildete Mitarbeiter sind in der Lage effizienter zu arbeiten. Wenn Mitarbeiter des kommunalen Polizei- oder Ordnungsdienstes sich ihrer eigenen Sicherheit bewusst sind, können sie sich besser auf ihre Aufgaben konzentrieren, Entscheidungen schneller treffen und adäquater auf Bedrohungen reagieren.

Durch gute und konsequente Eigensicherung und das richtige Verhalten können Konflikte oft bereits im

Vorfeld entschärft werden. Situationsbewusstsein und Deeskalationstechniken sind Schlüsselkompetenzen, die dazu beitragen, potenzielle Gefahren frühzeitig zu erkennen und zu vermeiden.

Wenn Mitarbeiter kommunaler Polizei- oder Ordnungsbehörden gut ausgebildet sind, treten sie beim Gegenüber und insgesamt in der Bevölkerung selbstsicherer auf, erfahren größere Akzeptanz und verringern erheblich das Risiko von Übergriffen.

Kapitel 2

Die Ausbildungssituation bei kommunalen Ordnungs- und Polizeibehörden

Bei den Mitarbeitern handelt es sich um Hilfspolizisten, beziehungsweise Dienstkräfte der Ordnungsbehörden, auch in diesem Fall sind die Begrifflichkeiten nicht bundeseinheitlich geregelt.

Hilfspolizist, beziehungsweise Mitarbeiter im kommunalen Ordnungs-, Vollzugs- oder Polizeidienst ist kein klassischer Ausbildungsberuf. Die meisten Mitarbeiter sind sogenannte Seiteneinsteiger, die zuvor bereits eine Berufsausbildung absolviert haben und auch über Berufserfahrung verfügen.

Um als Hilfspolizist, beziehungsweise als Mitarbeiter im kommunalen Ordnungs- oder Vollzugsdienst tätig zu werden ist ein Zertifikatslehrgang zu besuchen.

Je nach Bundesland gibt es hier verschiedene Zeitansätze, die zur Ausbildung zur Verfügung stehen.

Der Zeitansatz für die Zertifikatslehrgänge reicht je nach Bundesland von 148 Unterrichtsstunden bis zu 614 Unterrichtsstunden.

In Hessen zum Beispiel ist zurzeit folgender Unterrichtsumfang vorgeschrieben:

Staats- und Verfassungsrecht 30 Unterrichtsstunden

Präventives Eingriffsrecht 42 Unterrichtsstunden

Repressives Eingriffsrecht 42 Unterrichtsstunden

Polizeidienstpraxis 24 Unterrichtsstunden

Straßenverkehrsrecht und Straßenrecht 66 Unterrichtsstunden

Der Bereich, der hier beispielsweise in Hessen mit Polizeidienstpraxis umschrieben ist, umfasst nicht ganz 10 % des Ausbildungsumfanges.

Durch die Erfahrungen in der Aus- und Fortbildung von Stadtpolizeien und Ordnungsbehörden wurde ich inspiriert das vorliegende Buch als Ratgeber und Trainingshandbuch für ordnungsbehördliche und ordnungspolizeiliche Kräfte zu schreiben, da viele Mitarbeiter in diesem Bereich selbst ihre Fähigkeiten in vielen Fällen als nicht ausreichend beschreiben. Es gibt in der Regel nur bei den großen Dienststellen regelmäßige Trainingsmöglichkeiten und eigene Einsatztrainer.

Um das klarzustellen, ich habe keinesfalls Kritik an der Art oder Umfang der Ausbildung, möchte aber den kommunalen Ordnungs- und Polizeibehörden und ganz individuell den Mitarbeitern dieser Behörden, die aufgrund der eigenen Größe keine interne Aus- und Fortbildungsstruktur haben unterstützendes Wissen anbieten.

Das Lesen dieses Buches ersetzt kein regelmäßiges Training und auch nicht den Einsatz interner und externer Einsatztrainer.

Aus der Praxis im Polizeivollzugsdienst kenne ich die Probleme, die dazu führen, dass eine regelmäßige Aus- und Fortbildung eher unregelmäßig durchgeführt wird.

Hohe Belastungen im regulären Dienstgeschäft, Belastung durch Einsätze, unbesetzte Fehlstellen, hoher Krankenstand, alle diese Gründe können dazu führen, dass Aus- und Fortbildung oft zu kurz kommen.

Das liegt in der Natur der Sache und wird immer ein Thema bleiben.

Also verstehen sie dieses Buch als das was es ist, die Weitergabe meines Wissens und meiner Erfahrung, die ich auch mit etlichen Streifenbeamten der hessischen Polizei während meiner Dienstzeit sowohl als Kollege, Streifenführer oder später als Einsatz- oder Dienstgruppenleiter geteilt habe.

Dabei hatte ich im Wesentlichen drei Ziele, nämlich

1. dass Mitarbeiter im Dienst weder verunfallen noch durch das polizeiliche Gegenüber verletzt werden.

2. dass Mitarbeiter rechtlich und moralisch einwandfrei handeln und sich nicht der Gefahr strafrechtlicher, dienstrechtlicher oder zivilrechtlicher Konsequenzen aussetzen.

3. dass Mitarbeiter durch gute soziale Strukturen und Selbstfürsorge physisch und psychisch gesund bleiben.

Kapitel 3

Die Wichtigkeit kommunaler Ordnungs-, Vollzugs- und Polizeibehörden

und

die Folgen sozialer Unordnung

Wie bereits in der Einleitung erwähnt, kommt meines Erachtens nach der Tätigkeit der kommunalen Ordnungs- und Polizeibehörden eine besondere Bedeutung zu.

Aus der Zusammenarbeit mit Kräften kommunaler Ordnungs- und Polizeibehörden im Zusammenhang mit Aus- und Fortbildungen aber auch aus meiner eigenen Dienstzeit sind mir Bürgerbewertungen wie „dann rufen wir die richtige Polizei" oder „ihr sollt nur Strafzettel schreiben" bestens bekannt.

In vielen Teilen der Bevölkerung genießen die Mitarbeiter der kommunalen Ordnungs- und Polizeibehörden noch nicht das Ansehen und das

Vertrauen, das ihnen aufgrund ihrer vielschichtigen und wichtigen Aufgaben zusteht.

Die Wichtigkeit dieser Dienststellen ergibt sich aus der Tätigkeit gerade in dem Bereich Ordnungsrecht und der Ahndung und der Prävention im Bereich „geringfügiger Verstöße"

Um das besser zu verstehen, halte ich es für wichtig, den Begriff „social disorder" zu erläutern und die Wichtigkeit der Ahndung und des Abstellens, beziehungsweise Verhütens auch geringer Ordnungsverstöße zu bewerten.

Der aus dem englischen stammende Begriff „social disorder" beschreibt einen Zustand, der Störungen sozialer Normen, Werte und Interaktionen, der zu Instabilität, Konflikten oder Funktionsstörungen innerhalb einer Gemeinschaft oder einer Gesellschaft führen kann, also auch und insbesondere in Kommunen.

Ein Zustand sozialer Unordnung wird auch mit der Steigerung der Kriminalitätsrate in Verbindung gebracht und beeinträchtigt zudem nachweislich das Sicherheitsgefühl der Bürger negativ.

Das Gegenteil von „social disorder" ist die „social Order", also der Normalzustand, die jeweils gültige soziale Ordnung.

Soziale Ordnung bezieht sich auf die strukturierten, stabilen und vorhersehbaren Muster des Verhaltens, die das soziale Leben innerhalb einer Gesellschaft organisieren.

Die Sozialordnung umfasst Normen, Werte, Regeln und Institutionen, die das Verhalten von Individuen und Gruppen in der Gesellschaft leiten.

Sie ist entscheidend für die Förderung von Kooperation, Sicherheit und Stabilität in einer Gemeinschaft.

Einige Merkmale der Sozialordnung sind:

Normen und Werte:

Die Sozialordnung basiert auf gemeinsamen Überzeugungen, Werten und Erwartungen, die das Verhalten der Mitglieder einer Gesellschaft steuern.

Regeln und Gesetze:

Formale und informelle Regeln definieren, was als akzeptables Verhalten gilt und was nicht. Diese Regeln werden durch soziale Kontrolle, wie etwa Gesetze und Sanktionen, durchgesetzt.

Institutionen:

Soziale Institutionen wie Familie, Bildungssystem, Religion und Regierung tragen zur Aufrechterhaltung der Sozialordnung bei, indem sie Verhaltensweisen und Interaktionen strukturieren und normabweichendes Verhalten sanktionieren.

Soziale Kontrolle:

Mechanismen der sozialen Kontrolle helfen, Abweichungen von der Norm zu minimieren, um die Stabilität der Gesellschaft zu gewährleisten.

Die Broken Windows Theorie wurde in den 1980er Jahren von den Sozialwissenschaftlern James Q. Wilson und George L. Kelling formuliert.

Sie besagt, dass sichtbare Anzeichen von Unordnung und Vernachlässigung in einer Gemeinschaft (wie zerbrochene Fenster, Graffiti oder Müll) dazu führen können, dass das Gefühl von Unsicherheit und Kriminalität zunimmt.

Die Theorie argumentiert, dass solche Anzeichen von Unordnung die Wahrnehmung verstärken, dass es in einem Gebiet an sozialen Normen mangelt, und dass dies Kriminalität und abweichendes Verhalten begünstigt.

Sie können den Gehalt dieser Theorie leicht selbst überprüfen.

Legen sie einfach Müll vor ihre Haustüre und lassen ihn unachtsam liegen. In der Regel wird es nicht lagen dauern, bis andere Menschen ihren Müll dazu legen, weil sie der Ansicht sind, dass es niemanden interessiert.

Hauptpunkte der Broken Windows Theorie:

Unordnung und Kriminalität:

Unordnung und Vernachlässigung signalisieren, dass das Maß der sozialen Kontrolle schwach ist, was dazu führen kann, dass mehr Menschen sich an kriminellen Aktivitäten beteiligen, beziehungsweise Menschen aus anderen Gegenden zur Begehung von Straftaten oder sonstigen Regelverstößen bevorzugt dahin gehen, wo die Sozialkontrolle nur schwach ausgeprägt ist oder wo sie zumindest vermuten, dass das Maß der sozialen Kontrolle gering ist.

Präventive Maßnahmen:

Die Theorie schlägt vor, dass auch die konsequente Verfolgung geringer Ordnungsverstöße, also Ordnungswidrigkeiten und das Beseitigen von Anzeichen von Unordnung (z. B. Graffiti entfernen, kaputte Fenster reparieren) dazu beitragen können, ernsthafte Straftaten zu verhindern.

Polizeipräsenz:

Eine sichtbare Polizeipräsenz oder aber eben die Präsenz von kommunalen Ordnungs- und Polizeibehörden und proaktive Maßnahmen zur Aufrechterhaltung der öffentlichen Sicherheit und Ordnung können dazu beitragen, das Sicherheitsgefühl in einer Kommune oder einem Teilbereich der Kommune zu stärken und Kriminalität zu reduzieren.

Verbindung zwischen Sozialordnung und Broken Windows Theorie

Die Broken Windows Theorie verdeutlicht, wie wichtig eine starke Sozialordnung für die Kriminalitätsprävention ist. Wenn in einer Gemeinschaft die sozialen Normen und Werte nicht respektiert oder durchgesetzt werden, kann dies zu einer Abwärtsspirale von Unordnung und Kriminalität führen.

Durch die Wiederherstellung und Aufrechterhaltung der Sozialordnung, sei es durch Gemeinschaftsinitiativen, Polizeiarbeit oder andere Maßnahmen, können Gesellschaften oder in unserem Falle Kommunen ein sicheres und geordnetes Umfeld schaffen, das das Wohlbefinden ihrer Mitglieder fördert.

Besondere Beachtung erhielt die Broken Window Theorie durch den New Yorker Bürgermeister Rudolph Giuliani, der es durch teils drastische und auch umstrittene Maßnahmen während seiner Amtszeit zwischen 1994 und 2001 schaffte die Kriminalitätsrate in New York erheblich zu senken.

Neben der Broken Window-Theorie setzte Giuliani zum Beispiel auf die polizeitaktische Maßnahme

„Stop and frisk", was übersetzt bedeutet „Anhalten und filzen / durchsuchen".

Dabei handelte es sich um eine Form einer verdachtsunabhängigen Kontrolle, die Polizeibeamten erlaubte Personen auch ohne konkreten Tatverdacht in Bezug auf eine bestimmte Straftat anzuhalten und zu durchsuchen.

Anhand der Erklärung der Broken Window Theorie wird der Wert sozialer Normen sehr deutlich.

Die Einhaltung gesellschaftlicher Normen hat Signalwirkung, soziale Unordnung allerdings auch.

Die Arbeit der kommunalen Ordnungs- und Polizeibehörden ist von unschätzbarem Wert für unsere Gesellschaft, weil sie aufgrund ihrer originären Zuständigkeiten gerade hier ansetzen, also auch in einem Bereich, in dem die Vollzugspolizei aufgrund dringenderer Tätigkeiten möglicherweise nicht mehr überall so präsent ist.

Wir sollten alles tun, um die Gesundheit und Integrität der Mitarbeiter dieser Behörden zu schützen und ihnen die Achtung zu Teil wird, die ihr aufgrund ihrer gesamtgesellschaftlich bedeutenden Arbeit zukommt.

Damit erweisen wir zuletzt auch uns und unseren Familien einen großen Dienst.

Kapitel 4

Warum Eigensicherung für Mitarbeiter kommunaler Ordnungs- und Polizeibehörden?

Mitarbeiter kommunaler Ordnungs- und Polizeibehörden sind für jedermann erkennbar und das ist beabsichtigt und auch richtig und gut so.

Die optische Gestaltung der Uniformen hat sich genauso wie die Ausstattung immer mehr der Optik und dem Ausrüstungsniveau der Vollzugspolizei angenähert. Eine Ausnahme bildet in den weitesten Bereichen noch die Ausrüstung mit Schusswaffen.

Auch die Optik der Einsatzfahrzeuge hat sich den Erscheinungsbildern der Vollzugspolizei genähert, teilweise sind die Fahrzeuge und Mitarbeiter nur noch durch Aufschrift, beziehungsweise das unterschiedliche Wappen zu unterscheiden.

Das ist durchaus beabsichtigt, da mehr Polizei auf der Straße nicht nur präventive Wirkung entfaltet, also geeignet ist Straftaten und Ordnungswidrigkeiten zu verhindern, sondern auch das subjektive Sicherheitsgefühl der Bürger steigert.

Bei all den Vorteilen darf aber auch nicht vergessen werden, dass mit zunehmenden Aufgaben und optischer Angleichung an die Behörden und Beamten der Vollzugspolizei auch die Risiken steigen.

Juni 2023, Würselen (NRW)

Ein unbekannter wirft mit einem Messer auf einen Mitarbeiter des Ordnungsamtes.

Dieser wird leicht verletzt.

Der Mitarbeiter des Ordnungsamtes ging gerade einer Beschwerde über illegal entsorgten Müll nach, als er aus einem vorbeifahrenden Auto mit einem Haushaltsmesser beworfen wurde. Das Messer traf den Mitarbeiter des Ordnungsamtes am Kopf. (Quelle: Rheinische Post)

September 2023, Berlin

Drei Mitarbeiter des Ordnungsamtes sprechen einen 39-jährigen Obdachlosen an und erteilen ihm einen Platzverweis. Zuvor hatten sich Bürger über den Obdachlosen beschwert, was zu dem Einsatz der drei Mitarbeiter des Ordnungsamtes führte.

Dem Obdachlosen wurde ein Platzverweis erteilt. Diesem kam er nicht nach. Stattdessen schlug er nach einer Mitarbeiterin des Ordnungsamtes, zog ein Messer und stach damit in Richtung der Mitarbeiter des Ordnungsamtes. Diese konnten ihn überwältigen. (Quelle: www.berlin.de)

Dezember 2021, Leipzig

Ein 29-jähriger Mann soll durch Mitarbeiter vom Gesundheitsamt in seiner Wohnung überprüft werden. Die Mitarbeiter des Gesundheitsamtes werden dabei durch weitere Mitarbeiter vom Ordnungsamt unterstützt. Der 29-jährige greift einen Mitarbeiter des Ordnungsamtes mit einem Messer an und verschanzt sich danach in seiner Wohnung.

Im Anschluss konnte er durch Kräfte des SEK festgenommen werden. (Quelle: Berliner Zeitung)

August 2021, Bad Homburg

Mitarbeiter des Ordnungsamtes erteilen einem 32-jährigen einen Platzverweis, weil er ein einem Bereich grillt, in dem das untersagt ist. Der Mann kommt dem Platzverweis nicht nach und greift stattdessen die Mitarbeiter des Ordnungsamtes an. Einer der Ordnungsamts-Mitarbeiter wird dabei leicht verletzt. (Quelle: www.taunus-nachrichten.de)

Die Liste von Beispielen könnte beliebig erweitert werden. Es gibt Fälle in allen Bundesländern und zu allen Einsatzanlässen und oftmals zu Anlässen, die aus Sicht der handelnden Mitarbeiter der Behörde keinen Anlass dafür gibt mit Widerstand zu rechnen.

An den Beispielen wird klar, dass Mitarbeiter kommunaler Ordnungs- oder Polizeibehörden in Sachen Eigensicherung gut ausgebildet sein müssen.

Nicht nur aus der Auswertung verfügbarer Daten, sondern aus eigener dienstlicher Erfahrung kann ich bestätigen, dass Widerstandshandlungen oder Angriffe auf Mitarbeiter im Vollzugsdienst nicht nur bei der Verfolgung von Kapitaldelikten drohen.

Alltägliche Einsatzlagen bergen das Risiko von Übergriffen.

Was für Einsatzkräfte ein nichtiger, beziehungsweise geringfügiger Anlass ist greift beim Gegenüber möglicherweise in einen sehr persönlichen Lebensbereich ein, beziehungsweise die Maßnahme „bedroht" aus seiner Sicht seine menschlichen Grundbedürfnisse.

Handeln Mitarbeiter im Außendienst stets auch vor dem Hintergrund des Betrachtungswinkels des Gegenübers so ist das ein Vorteil für die Sicherheit der Einsatzkräfte.

Zwar müssen gewisse Maßnahmen getroffen werden. Die Art der Ausführung lässt jedoch meist Spielraum zu, sie auf die eine oder die andere Weise durchzuführen.

Marshall B. Rosenberg, Entwickler des Konzeptes der gewaltfreien Kommunikation, erforschte unter anderem im Zusammenhang mit Trainings für die israelische Polizei Fälle, bei denen es zu einem Schusswaffengebrauch durch Polizeikräfte kam.

In einem Interview mit Gabriele Seils in den frühen 2000er Jahren erklärte er dazu, dass bei der Auswertung der Kommunikation, die im Vorfeld des Schusswaffengebrauchs geführt wurde, sehr viel Aggression eine Rolle spielte und dass eine Eskalation aufgrund des Gesagten oftmals vorhersehbar und unausweichlich war.

Ohne den genauen Inhalt der beschriebenen Studie zu kennen kann ich aus meiner eigenen dienstlichen Erfahrung sagen, dass Mitarbeiter im Vollzugsdienst nicht machtlos sind wenn es darum geht wie sich Situationen entwickeln.

Natürlich gibt es Situationen, in denen Gewalt angewendet werden muss und natürlich gibt es Situationen, in denen man aufgrund des Verlaufes wenig Einfluss auf die weiteren Handlungen des Gegenübers hat.

Aber: Es gibt auch viele Situationen, in denen sich der Verlauf durch empathische und deeskalierende Kommunikation, Körpersprache und Handlungen und vor allem aber eine gute Eigensicherung und ein gutes Auftreten insgesamt positiv beeinflussen lässt.

Wenn das nicht verstanden wird, berauben wir Einsatzkräfte wichtiger taktischer Möglichkeiten eine professionelle Eigensicherung zu betreiben.

Entsprechende Konzepte sollten zwingend in die Durchführung von Einsatztrainings und in die Entwicklung von Einsatztraining Konzepten eingebracht werden.

Kapitel 5

Grundlagen der Eigensicherung

Es gibt einige Bücher zum Thema Eigensicherung.

Alle Bücher zu diesem Thema, die ich kenne sind gut, und ich kenne einige, und zwar nicht nur deutschsprachige.

Viele diese Bücher haben in der Regel eins gemeinsam, nämlich dass sie von Personen geschrieben wurden, die praktische Erfahrung in diesem Bereich haben.

Andere Bücher beruhen auf empirischer Forschung, sie sind genauso wertvoll.

Dieses Buch versucht beide Aspekte zu berücksichtigen, der Fokus liegt jedoch in der praktischen Darstellung und Umsetzung wichtiger Grundsätze und taktischer Konzepte und Betrachtungen sowie letztlich auch der Darstellung effektiver Selbstschutztechniken.

Erfahrung ist eine sehr subjektive Sache. Jeder Mensch beurteilt Sachverhalte anders, jeder Mensch zieht verschiedene Lehren aus Sachverhalten (auch wenn es sicher in den Grundansichten Ähnlichkeiten gibt) und jeder Mensch hat verschiedene Begabungen oder Fähigkeiten darin, die Erfahrungen weiterzugeben, die er gemacht hat.

Deshalb ist jede weitergegebene Erfahrung in dem Bereich Eigensicherung meiner Meinung nach eine gute Erfahrung und entsprechend wertvoll.

Ich werde nie öffentlich andere Meinungen zu diesem Thema kommentieren, kritisieren oder beurteilen.

Zum einen bin ich der Meinung, dass mir das nicht zusteht, zum anderen bin ich der Meinung, dass es keinen Nutzen hat, und außerdem bin ich der Meinung, dass es sich schlichtweg nicht gehört.

Natürlich analysiere ich auch Sachverhalte, in die ich persönlich nicht verwickelt war und versuche Erkenntnisse aus den jeweiligen Situationen zu gewinnen, die das Handeln in Vergleichssituationen für künftig handelnde Akteure optimieren kann.

Dafür sind allerdings meines Erachtens öffentliche Social Media Kommentare nicht geeignet.

In diesem Zusammenhang fällt mir immer wieder eine Geschichte ein.

Es gibt verschiedene Meinungen dazu, von wem sie stammt.

Einige Quellen benennen Nasreddin den Weisen als Urheber, die meisten Sokrates.

Für mich persönlich ist nicht von besonderer Bedeutung, wer der Urheber war, da ich unabhängig davon die Systematik und die Botschaft, die hinter den drei Sieben der Weisheit steht für wertvoll halte.

Zum weisen Sokrates kam einer und sagte: „Höre Sokrates, das muss ich dir erzählen!"

„Halte ein!" unterbrach ihn der Weise, „hast du das, was du mir sagen willst durch die drei Siebe gesiebt?"

„Drei Siebe?", fragte der andere voller Verwunderung.

„Ja, guter Freund! Laß sehen, ob das, was du mir sagen willst, durch die drei Siebe hindurchgeht:

Das erste Sieb ist die Wahrheit.

Hast du alles, was du mir erzählen willst, geprüft, ob es wahr ist?"

„Nein, ich hörte es jemanden erzählen und..."

„So so! Aber sicher hast du das, was du mir erzählen willst durch das zweite Sieb geprüft? Es ist das Sieb der Güte.

Ist das, was du mir erzählen willst, gut?"

Zögernd sagte der andere: „Nein, im Gegenteil...“

„Hm“, unterbrach ihn der Weise, so lass uns schauen, ob das was du erzählen möchtest durch das dritte Sieb passt. Ist es notwendig, dass du mir das erzählst?“

„Notwendig nun gerade nicht...“ sagte der andere.

„Also“, sagte der Weise lächelnd, „wenn es weder wahr noch gut oder notwendig ist, so lass es begraben und belaste weder dich noch mich damit“.

Ich versuche genauso zu verfahren, bevor ich in Bezug auf Sicherheit öffentlich eine Aussage treffe. Wenn ich nicht dabei war, ist es schwer eine Bewertung abzugeben, verschiedene Blickwinkel, Sichtverhältnisse und so weiter, können zu gänzlich verschiedenen Einschätzungen führen und letztlich auch zu verschiedenem Handeln.

Ist meine Intention gut oder möchte ich nur jemanden schlechter als mich selbst dastehen lassen (das ist meines Erachtens oftmals genau die Absicht öffentlicher Statements)?

Als gut würde ich zu Beispiel interpretieren, wenn eine Lage offensichtlich zu dem Zweck analysiert wird, um positive Lehren daraus zu ziehen.

Und letztlich die Frage ist es nötig? Auch das muss jeder selbst für sich entscheiden.

Auch und gerade aus Einsatzlagen mit tödlichem Ausgang können und müssen wir sehr viel lernen. Aber bitte mit dem gebotenen Respekt vor noch lebenden oder auch verstorbenen Personen, die an der Lage beteiligt waren.

Eigensicherung umfasst alle Taktiken, Techniken und Maßnahmen, um die Sicherheit eingesetzter Kräfte im Rahmen ihrer Aufgabenerfüllung zu gewährleisten.

Besondere Bedeutung kommt neben den rein „technischen" Faktoren auch den psychologischen Aspekten der Eigensicherung zu.

Wie angekündigt handelt es sich hier um ein Buch aus der Praxis für die Praxis.

Das heißt dass dieses Buch auch Beispiele aus der Praxis enthält, um die jeweiligen Themen zu verdeutlichen. Es handelt sich dabei um Beispiele aus meiner persönlichen Erfahrung als Einsatz- und Streifenbeamter und auch als Dienstgruppen- und Einsatzleiter, aber auch um Einsätze, bei denen ich nicht selbst zugegen war.

Waffen, Hilfsmittel der körperlichen Gewalt, noch ein paar Handfesseln und der Teleskopschlagstock oder auch EKA / TKS, eine zweite Leuchte und und und...

Einsatzgürtel sind sehr aufnahmefähig.

Das alles sind wichtige Einsatzmittel und es ist notwendig gut ausgerüstet zu sein.

Letztlich entscheiden die Ausrüstung und Bewaffnung aber nur zu einem ganz kleinen Teil, ob Gefahren- und Übergriffs Situationen unverletzt oder zumindest mit einem sehr geringen Maß an Verletzungen überstanden werden.

Um das zu verdeutlichen, möchte ich zunächst auf einige grundsätzliche Dinge eingehen, ohne deren Beachtung auch die beste Ausstattung Einsatzkräfte nicht vor Übergriffen und Verletzungen bewahren kann.

Um das dahinterstehende Prinzip zu verdeutlichen, möchte ich die von John „Lofty" Wiseman entwickelte sogenannte Vitalpyramide nutzen.

Es gibt zu Themen der Eigensicherung weitere Konzepte und systematische Ansätze, um grundsätzliche und taktische Gesichtspunkte zu erläutern.

Auch hierzu gilt meine Meinung: Alle sind gut.

In jedem Fall hat sich jemand mit der Thematik befasst und ist zu Ergebnissen gekommen, offensichtlich auch zu guten, sonst hätte er sie nicht aufschreiben können, denn aus meiner Erfahrung sind Menschen, die sich mit dem Thema Eigensicherung in der Form beschäftigen nicht die, die sich „wenn es gilt" ganz hinten anstellen.

Eher das Gegenteil ist der Fall. Hören sie jedem zu, der Erfahrungen zu diesem Thema weitergibt, natürlich nur wenn er Erfahrung hat.

Ich nutze die Vitalpyramide gerne um einige Zusammenhänge zu erklären.

John „Lofty" Wiseman ist ein ehemaliger britischer Elitesoldat, der viele Jahre in der britischen Spezialeinheit SAS gedient hat.

Den Spitznamen „Lofty" verdankt er seiner beachtlichen Körpergröße.

Unter anderem war er neben seinen Einsätzen beim SAS teilweise für die Ausbildung im Zusammenhang mit Überlebenstechniken (Survival) zuständig.

Der Begriff des Survival wird später noch einmal in einem anderen Zusammenhang aufgegriffen. Merken sie sich diesen gut.

John „Lofty" Wiseman ist auch Autor des zuerst 1986 erschienenen Buches „SAS Survival". Dieses Buch wird noch immer verkauft und hat sich zu einem Standardwerk in Sachen Survival entwickelt.

John „Lofty" Wiseman ist zudem Verfasser zahlreicher weiterer Publikationen, die teilweise die Absicht verfolgten Erfahrungen aus dem militärischen Bereich in den Bereich des zivilen Selbstschutzes zu übertragen.

Die dabei gewonnenen Erkenntnisse sind wertvoll und zeitlos einsetzbar.

Meine persönlichen Erfahrungen, die ich im Bereich der polizeilichen Praxis sammeln durfte, bestätigen die Erkenntnisse Wisemans. Viele Grundsätze, die Wiseman vertritt wendete ich selbst erfolgreich an.

Nun aber zurück zu der Vitalpyramide.

Abbildung der Vitalpyramide von John „Lofty"
Wiseman

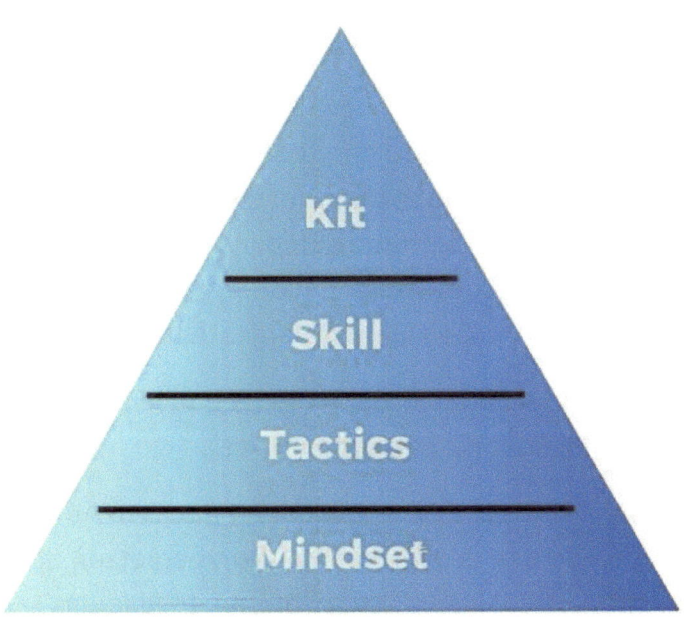

Die Vitalpyramide besteht aus 4
übereinanderliegenden Schichten, die laut Wiseman
aufeinander aufbauen.

Dabei ist die unterste Schicht in der nicht zufällig
gewählten Pyramidenform das Fundament. Es ist mit
Mindset beschrieben und nimmt platzmäßig den
größten Teil der Pyramide ein.

Direkt darüber befindet sich der Teil der Pyramide der mit Tactics bezeichnet ist.

Nach dem Mindset ist das der Teil, der in der grafischen Darstellung nach dem Mindset den zweitgrößten Teil einnimmt und auch das ist kein Zufall.

Über der in der Pyramide dargestellten Schicht mit der Bezeichnung Tactics befindet sich die nächste Schicht mit der Bezeichnung Skill. Auch dieser Bereich ist wiederum von der in der Pyramide einnehmenden Masse kleiner dargestellt.

Darüber wiederum befindet sich die Spitze der Pyramide, die mit Kit beschrieben ist.

Schauen wir uns die Bezeichnungen und den Aufbau der Pyramide etwas genauer an und übersetzen die von John „Lofty" Wiseman gewählten englischen Begriffe in das Deutsche.

John „Lofty" Wiseman ist aufgrund seines Wissens und seiner Erfahrung der festen Überzeugung, dass das Fundament, das Basiswissen und die innere Einstellung zum Thema Sicherheit der entscheidende Faktor bei der Bewältigung gefährlicher oder gar lebensbedrohlicher Situationen und Angriffe ist.

Das Mindset, die Art über Sicherheit und in unserem Fall zu dem Thema Eigensicherung legt den Grundstein für eine gute Eigensicherung.

Im Kontext des Selbstschutzes beschreibt das Mindset die mentalen Einstellungen und Überzeugungen, die eine Person dazu befähigen, sich in potenziell gefährlichen oder bedrohlichen Situationen effektiv zu verhalten.

Dazu gehört meines Erachtens auch das grundsätzliche Bild von und Verhalten zu anderen Menschen.

Nachfolgend schauen wir uns einige Schlüsselmerkmale des Mindsets in Bezug auf die Thematik Eigensicherung und Selbstschutz genauer an:

Situationsbewusstsein

Ein gutes Selbstschutz-Mindset erfordert die Fähigkeit, die Umgebung aufmerksam zu beobachten und potenzielle Gefahren frühzeitig zu erkennen. Ein gut ausgeprägtes Situationsbewusstsein ermöglicht es einer Person, proaktiv zu handeln, anstatt reaktiv auf Bedrohungen zu reagieren.

> Beispiel:
>
> Im Rahmen einer Durchsuchungsmaßnahme wird im Einwirkungsbereich des Betroffenen / Beschuldigten ein Messer wahrgenommen. Ein aufmerksamer Einsatzbeamter entfernt das Messer aus dem Einwirkungsbereich des Gegenübers.

Im Juli 2016 befand ich mich zusammen mit einem Kollegen auf Streife im Frankfurter Süden. In der späten Abendzeit wurde durch die Einsatzzentrale eine verdächtige Person in einem angrenzenden Revierbereich gemeldet. Da dort kein Einsatzfahrzeug verfügbar war erhielten der Kollege und ich den Auftrag, die Örtlichkeit entsprechend zu überprüfen.

Die Einsatzstelle lag am südlichen Mainufer, das aufgrund der Witterung und eines nahegelegenen Vergnügungsviertels sehr stark von Passanten frequentiert war.

Nach kurzer Zeit konnte eine Person aufgenommen werden, die verdächtig auf uns wirkte.

Wir entschlossen uns zu einer Personenkontrolle. Die Person konnte ein Ausweisdokument vorlegen, war aber der deutschen Sprache nicht mächtig. Sowohl der Kollege als auch ich kamen zu der Überzeugung, dass der Verdacht bestand, dass die Person sich vor Ort aufhält, um dem Handel mit Betäubungsmitteln nachzugehen.

Die Person sollte körperlich durchsucht wurden. Zu diesem Zweck wurde sie aufgefordert, sich umzudrehen, die Beine zu spreizen und die Hände an einen vor Ort befindlichen Bauzaun zu legen.

Dieser Aufforderung kam die Person auch nach mehreren Aufforderungen nicht nach, woraufhin ich ihr Handgelenk ergriff, um die Hand an dem Bauzaun zu fixieren. Hierbei riss sich die Person und griff mit der Hand an ihren Rücken im Gürtelbereich unter ihre Jacke.

Aufgrund dieser Handbewegung ergriff ich die Person am Arm, fegte ein Bein weg und brachte sie umgehend zum Boden und fixierte ihren Arm.

Unmittelbar danach konnte bei der körperlichen Durchsuchung an der Stelle, an die die Person schlagartig ihre Hand bewegte in dem Gürtel unter der Jacke ein beidseitig angeschliffenes Messer mit feststehender Klinge aufgefunden und sichergestellt werden.

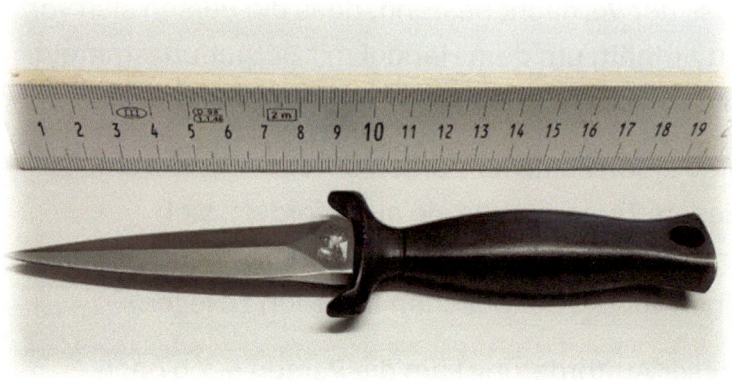

Vergleichsbild des damals aufgefundenen Messers.

Es handelt sich nicht um ein Originalbild, sondern um ein baugleiches Messer

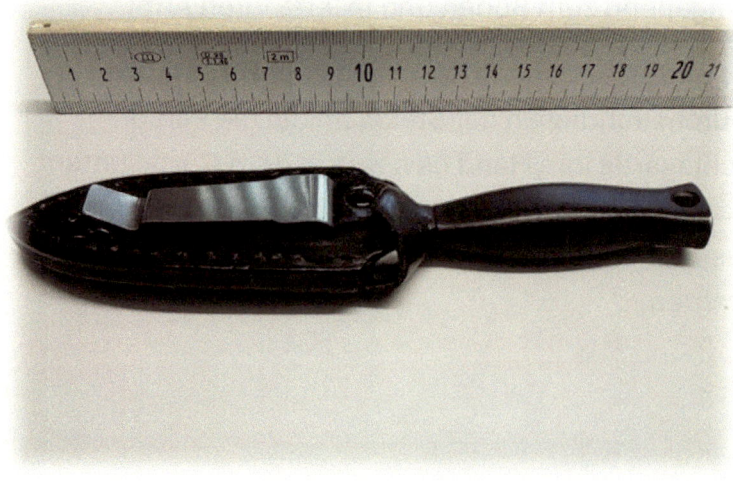

Das aufgefundene Messer befand sich genauso wie das auf dem Vergleichsbild in einer Scheide, die dem Träger das verletzungsfreie und verdeckte Tragen des Messers ermöglicht. Wird es mit dem Clip in den Hosenbund gesteckt ist es unter einer Jacke oder einem weiten Kleidungsstück nicht wahrnehmbar und sofort einsetzbar.

Warum der später Festgenommene in Richtung Messer griff, wollte er nicht angeben.

Ich gehe davon aus, dass er es benutzen wollte, um seine Flucht zu ermöglichen, zumal sich später herausstellte, dass gegen den Festgenommenen ein internationaler Haftbefehl bestand, von dem er nach eigenen Angaben auch Kenntnis hatte.

Sicher hatten der Kollege und ich auch Glück.

Ich führe die schnelle Reaktion jedoch unmittelbar auf eine gute Aufmerksamkeit und einen hohen Trainingsstand zurück.

Sicher hätten wir auch verletzt werden können, wenn der Festgenommene das Messer eher eingesetzt hätte oder „schlauer" (aus seiner Sicht) agiert hätte.

Ich bin mir aber sicher, dass ohne hohe Aufmerksamkeit und geringeren Trainingsstand die Folgen andere gewesen wären.

Genau kann man das natürlich nie sagen aber manche Sachen möchte man auch gar nicht herausfinden.

Also sorgen sie für ein gutes Situationsbewusstsein, seien sie aufmerksam und hören sie auf ihren Gefahrenradar.

Entscheidungsfreudigkeit

Die Fähigkeit, schnell und präzise Entscheidungen zu treffen, ist entscheidend für konsequente Umsetzung von Maßnahmen zur Eigensicherung Selbstschutz.

In kritischen Situationen ist es wichtig, die richtige Entscheidung zu treffen, sei es, sich zurückzuziehen, zu deeskalieren oder sich zu verteidigen.

Beispiel:

Anlässlich eines Fußballspiels kam es im Sommer 2008 in der Frankfurter Innenstadt zu Ausschreitungen zwischen kroatischen und türkischen Fußballfans.

Ich hatte in meiner Eigenschaft als Dienstgruppenleiter in einem Teilabschnitt die Einsatzleitung vor Ort übernommen. Aufgrund massiver Störer Überlegenheit traf ich die Entscheidung die Lage vorerst nur zu beobachten und zum Schutz eingesetzter Beamte zunächst nicht mit den vor Ort befindlichen Kräften aktiv einzugreifen.

Selbstvertrauen

Ein starkes Selbstvertrauen im Umgang mit eigenen Fähigkeiten zur Selbstverteidigung und Problemlösung.

Vertrauen in die eigenen Fähigkeiten erhöht die Wahrscheinlichkeit, in einer Stress- und Gefahrensituationen ruhig, effektiv und auch angemessen zu handeln.

Beispiel:

Während der Kontrolle eines Rollers im Jahr 2006 im Frankfurter Stadtgebiet befand ich mich im Streifenfahrzeug um die Personalien des Rollerfahrers zu überprüfen.

Mein Streifenpartner befand sich neben dem Fahrer am Roller. Als sich der Rollerfahrer nach unten beugte um meinem Kollegen den Standort der Fahrzeug-Identifizierungsnummer zu zeigen konnte ich sehen, dass der Rollerfahrer in einem Holster an der Hüfte eine Schusswaffe trug.

Ohne Hast begab ich mich zu den beiden, gab meinem Streifenpartner ein zuvor verabredetes verbales Zeichen, dass dafür steht das Gegenüber sofort unter Kontrolle zu bringen und brachte das Gegenüber widerstandslos zu Boden und durchsuchte, entwaffnete und fesselte ihn mit Unterstützung des Kollegen.

Resilienz / Widerstandsfähigkeit

Die Fähigkeit im Falle von Übergriffen zurückzuschlagen, auch wenn man bereits verletzt ist (Kampfgeist).

Aber auch:

Die Fähigkeit, sich von Rückschlägen oder traumatischen Erlebnissen zu erholen.

Resilienz hilft, sich nach schwierigen Erfahrungen wieder zu stabilisieren und sich auf zukünftige Herausforderungen vorzubereiten.

Beispiel:

2004 versah ich Streifendienst in Frankfurt am Main. Am Ostersonntag, kurz vor Ende der Tagdienst-Schicht wurde eine Schlägerei in einem Park gemeldet, in der sich auch eine Übernachtungsstätte für Wohnsitzlose befand.

Ein häufiges Szenario an dieser Stelle.

Beim Eintreffen vor Ort konnte zunächst keine Schlägerei festgestellt werden.

Vor Ort grillte eine sehr große Personengruppe.

Aus dieser Personengruppe trat eine männliche Person auf meinen Kollegen und mich zu und versuchte etwas zu erklären, was aber aufgrund von Verständigungsschwierigkeiten nicht gut funktionierte.

Als ich diese Person aufforderte, sich auszuweisen, versuchte diese „zu flüchten", sich der Identitätsfeststellung zu entziehen.

Dabei versuchte sie durch die offene Seitentür in einen anfahrenden VW-Bus zu springen.

Das konnte ich verhindern.

Während ich versuchte diese Person am Boden zu fixieren wurden mein Kollege und ich von geschätzten 10-15 Personen angegriffen.

Obwohl ich verletzt wurde und die Überzahl sehr hoch war kämpften mein Kollege und ich weiter bis zum Eintreffen von Unterstützungskräften.

Survivability und die Vitalpyramide von John „Lofty" Wiseman

Das aus dem englischen stammende zusammengesetzte Wort Survivability besteht aus den Bestandteilen „survive", was so viel bedeutet wie überleben oder am Leben bleiben und „Ability", was so viel bedeutet Fähigkeit.

Das zusammengesetzte Wort hat also die Bedeutung „die Fähigkeit zu überleben, beziehungsweise am Leben zu bleiben".

John C. Flanagan (1906–1996) war ein amerikanischer Psychologe, der vor allem für seine Beiträge zur Psychologie der Arbeit und zur Evaluierung von menschlichem Verhalten in kritischen Situationen bekannt ist.

Er entwickelte die „Critical Incident Technique" (kurz: CIT, Technik der kritischen Vorfälle), die es ermöglicht, spezifische Situationen zu analysieren, in denen Menschen entweder erfolgreich oder erfolglos agiert haben.

Dabei wurden speziell Vorfälle untersucht, die zu Verletzungen führten oder tödlich endeten und andere, die nicht tödlich endeten. Das Ziel bestand darin, herauszufinden, welche Verhaltensweisen

Überlebenschancen, beziehungsweise die Chancen nicht schwer verletzt zu werden in kritischen Situationen verbessern und welche das Risiko verletzt oder gar tödlich verletzt zu werden erhöhten.

Für den Bereich Law-Enforcement (Strafverfolgung) und auch im Bereich der Tätigkeit von Gefahrenabwehrbehörden haben die Forschungen von John C. Flanagan vor allem folgende Einsatzmöglichkeiten

1. Für Zwecke der empirischen Forschung, im speziellen zur Analyse von Vorfällen in gefährlichen Umgebungen oder in gefährlichen Situationen, um zu verstehen, wie Menschen auf Bedrohungen reagieren und wie solche Reaktionen verbessert werden können.

2. Für Zwecke von Ausbildung und Training, also um Schulungsprogramme zu entwickeln, die auf den ermittelten kritischen Vorfällen basieren und die Effektivität der Ausbildung erhöhen.

Flanagan betonte die Bedeutung von konkreten Beispielen und realen Erfahrungen, um das Lernen und die Entwicklung von Fähigkeiten zu fördern.

Seine Arbeit hatte einen nachhaltigen Einfluss auf die Psychologie und die Sicherheitsforschung.

Seine Methoden werden weiterhin in vielen Bereichen angewendet, um menschliches Verhalten besser zu verstehen und zu optimieren.

Das Modell der Survivability wurde mit psychologischen Konzepten (Bindungsstil, premature cognitive commiments u. Ä. ergänzt. Das Modell umfasst drei Bereiche: Persönlichkeitsunterschiede, die TIT FOT TAT-Strategie, Mentales Judo.

Handeln gemäß dem Mentalen Judo beinhaltet: nichtsprachliche Signale der Selbstsicherheit zeigen, Gefahrenradar (die Gesamtheit aller wirkenden kognitiven Prozesse), mit Entschlossenheit handeln.

Man muss auch streetwise sein, d. h. "das Gesetz der Straße" (Anderson, 1999) und die Denkstruktur gewaltbereiter Personen, kennen. Der Artikel schildert, wie Menschen erfolgreich Angriffe bewältigten bzw. Serienmördern entgingen.

Es werden einige Möglichkeiten geschildert, Terroristen rechtzeitig zu erkennen.

Die Gefahr der Illusion der Sicherheit und ihre Überwindung wird am Beispiel des Anschlags auf die New Yorker Zwillingstürme (2001) aufgezeigt. Durch rechtzeitige Wahrnehmung von Gefahrensituationen und ständigem Training wurde die Zahl der Todesopfer einer Firma extrem niedrig gehalten.

(Uwe Füllgrabe - Überleben ist kein Zufall)

Durch meine langjährige Erfahrung als Polizeibeamter in vorderster Reihe habe ich eine wichtige Erkenntnis gewonnen:

Menschen machen Situationen!

Zu Beginn meiner polizeilichen Karriere brauchte ich relativ viel Gewalt.

Dabei ist es nicht so, dass ich es darauf anlegte Menschen zu misshandeln oder Gewalt an sich das Ziel meines Handelns war.

Natürlich ist das Maß der erforderlichen Gewalt von äußeren Umständen, wie dem polizeilichen Gegenüber und der Lage an sich geprägt.

Ich konnte allerdings beobachten, dass ich mit zunehmender Diensterfahrung ähnliche Lagen mit weniger Zwang und Gewalt bewältigen konnte.

Es dauerte zwar einige Zeit bis ich mit dieser Erkenntnis wirklich etwas anfangen konnte, beziehungsweise das Muster analysieren und polizeitaktisch nutzen konnte, aber letztlich funktionierte es sehr gut.

Es gibt ein bekanntes Sprichwort, das lautet: „Der Ton macht die Musik".

Als junger Einsatz- und Streifenbeamter hatte ich diesen Spruch noch nicht wirklich verinnerlicht.

Auch wenn das Einsatzgeschehen Faktoren enthält, die sie selbst als Einsatzkraft nicht ändern können, können sie durch transparentes, faires und unvoreingenommenes Verhalten viele Konfliktsituationen entschärfen.

Kapitel 6

Taktisches Verhalten bei der Ansprache & Kontrolle

von Personen & Personengruppe

Es gibt keine zweite Chance für den ersten Eindruck!

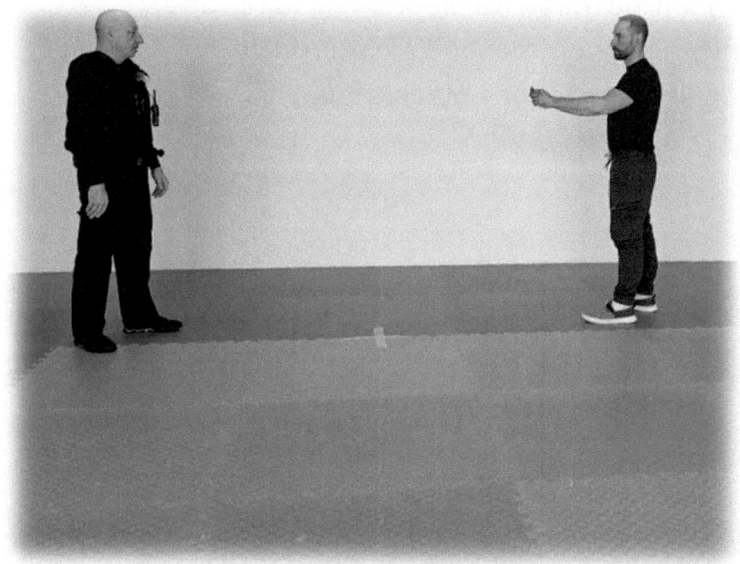

Hinreichend bekannt ist die so genannte Mehrabian Regel, die auf die Untersuchungen des Psychologen Albert Mehrabian in den 1960er Jahren zurückgehen.

Dabei hat er festgestellt, dass im Zusammenspiel von Sachinhalt, Stimme & Tonlage und Körpersprache im Falle von Ingruenz (Nichtübereinstimmung) zwischen diesen Faktoren am meisten auf Körpersprache, danach auf Stimme und Tonlage und danach erst auf den Sachinhalt geachtet.

In Folge hat Albert Mehrabian die folgenden Zahlen in Umlauf gebracht.

Kommunikation =   7 % Sachinhalt

                    38 % Stimme & Tonlage

                    55 % Körpersprache

Später wurden diese Zahlen sehr häufig von Trainern genutzt (und werden es noch immer), um allgemeingültige Kommunikationsregeln aufzustellen, so nach dem Motto: „Es ist egal was sie erzählen, Hauptsache sie haben ein sicheres und überzeugendes Auftreten".

Das ist leider oder auch zum Glück nicht der Fall.

Menschen achten sehr wohl darauf was gesagt wird.

Da es aber auch unbestritten ist, dass Menschen immer kommunizieren, auch wenn sie nichts sagen, ist völlig klar, dass das Auftreten und die

Körpersprache eine bedeutende Rolle in der Kommunikation spielen.

Bevor sie etwas sagen können, also zum Beispiel, wenn sie sich im Vorfeld einer Kontrolle einer Person nähern, bewertet ihr Gegenüber sie, und zwar immer. Ihr Gegenüber hat noch gar keine Möglichkeit, ihr Anliegen oder ihre Sachkompetenz aufgrund von Aussagen, die sie getätigt haben, zu beurteilen.

In Ermangelung dessen, dass sie noch nichts sagen können, wird ihr Gegenüber sich also anhand ihrer Optik eine Vorstellung davon verschaffen, was sie wollen.

Das geschieht völlig automatisch. Gehen sie auf einen Menschen zu, dann wird dieser sie immer einschätzen. Die Art, wie sie sich bewegen und wie sie wirken hat also auf jeden Fall Einfluss auf die spätere Kommunikation zwischen dieser Person und ihnen.

Ein Beispiel hierzu:

Ein stadtbekannter Trinker lungert in der Innenstadt rum. Er hat schon diverse Zigarettenkippen vor sich auf den Boden geworfen und eine Flasche zerbrochen.

Wenn sie jetzt in Uniform auf ihn zukommen, was glauben sie denkt der Mann?

Sicher nicht, dass sie ihn zum Frühstück einladen wollen.

Er wird sich jetzt auf das Gespräch mit ihnen vorbereiten, noch ehe sie etwas sagen.

Schließlich hat der stadtbekannte Trinker viel Erfahrung mit Kontrollen und Maßnahmen durch Mitarbeiter ihrer Behörde. Er weiß ziemlich genau was kommt, aber er weiß noch nicht genau wer kommt.

Ihre Körpersprache wird das Gegenüber jetzt nutzen, um sie einzuschätzen. Entsprechend der Einschätzung wird der Gesprächseinstieg und möglicherweise der komplette Ablauf der Kontrolle verlaufen.

Neigt das ordnungspolizeiliche Gegenüber dazu, den weiteren Ablauf zu stören oder zu vereiteln wird es ganz genau auf ihre Körperspannung achten.

Erscheinen sie körperlich schwach und angreifbar erhöht das das Risiko für Widerstandshandlungen und Angriffe.

Wirken sie ungepflegt und nachlässig in Bezug auf ihre Person wird das ebenso Signalwirkung haben und kann Rückschlüsse auf ihre Arbeitsgestaltung zulassen.

Wägt das Gegenüber ab, ob Widerstandshandlungen oder Angriffe mit dem Ziel sich einer Maßnahme zu entziehen Erfolg versprechen sind, wird es ein ungepflegtes und nachlässiges Erscheinungsbild mit hoher Wahrscheinlichkeit so interpretieren, dass sie grundsätzlich nachlässig sind, und zwar auch in Bezug auf ihre Dienstausübung generell und infolgedessen auch bei der Eigensicherung.

In den USA durchgeführte Studien des FBI (Anthony J. Pinizotto & Edward F. Davis1992), die zum Inhalt hatten, Angriffe auf Polizeibeamte mit tödlichem Ausgang zu untersuchen belegen, dass die Auswahl der Opfer „nicht wahllos" erfolgt. Täter wägen ihr Verhalten und ihre Chancen für einen „erfolgreichen" Angriff sehr wohl ab.

Was sie ungeachtet äußerer Einflüsse tun können, um einen kompetenten und wehrhaften Eindruck bei ihrem Gegenüber zu erwecken:

- Bereiten sie sich auf extreme Situationen vor
- Ausgeruht zum Dienst erscheinen
- Einwandfreies Erscheinungsbild

- Gute Körpersprache (Körperspannung signalisiert Wachsamkeit & Wehrhaftigkeit)
- Laut, klar & deutlich kommunizieren
- Grundsätzlich von Kooperationsbereitschaft des Gegenübers ausgehen
- Freundlich, aber bestimmt kommunizieren (empathisch)
- Sachinhalt: Einfach verständlich, nur Anweisungen, denen das Gegenüber nachkommen kann
- Maßnahmen transparent machen

Sachinhalt, Stimme / Tonlage und Körpersprache müssen zusammenpassen!

Sie sehen also, dass sie sehr viel Einfluss auf den Verlauf einer Situation haben.

Wenn sie das Verstehen und Versuchen umzusetzen, werden sie feststellen, dass sie tatsächlich den Verlauf von Ereignissen mit beeinflussen können und zwar sowohl negativ, als auch positiv.

Diese Einsicht wird sich positiv auf ihr Selbstvertrauen auswirken und diesen Effekt dann noch weiter verstärken.

Kapitel 7

Distanz - ein zentrales Thema der Eigensicherung

1. August 1984

Frederic Otomo, ein aus Kamerun stammender Flüchtling, dessen Asylantrag abgelehnt wurde und mit einer Duldung in Deutschland lebte, wird von sechs Beamten der Stuttgarter Polizei im Rahmen einer Fahndung nach Erschleichen von Leistungen und Körperverletzung auf der Gaisburger Brücke gestellt.

Zuvor hatte Frederic Otomo, der im Rahmen einer Fahrkartenkontrolle angetroffen wurde einem Fahrkartenkontrolleur ins Gesicht geschlagen. Vorausgegangen war eine Fahrscheinkontrolle, bei der Otomo keinen gültigen Fahrschein vorlegen konnte.

Fünf Beamte stehen in einem Halbkreis um Otomo herum, ein sechster Beamter befindet sich am Funk in einem der Streifenfahrzeuge.

Frederic Otomo, der eine zusammengerollte Zeitung in der Hand hält reagiert nicht auf die Ansprache der Beamten, die ihn auffordern in eines der Dienstfahrzeuge zu steigen. Als er von einem der Beamten am Arm ergriffen wird, reißt er sich los und versucht zu flüchten.

Nach wenigen Metern wird er eingeholt. Er stößt mit seiner zusammengerollten Zeitung in Richtung der Beamten, die ihn eingeholt haben. Dabei verletzt er zwei der beiden tödlich, Einer der tödlich getroffenen Beamten schießt auf Otomo und trifft ihn einmal. Der verletzte Otomo kann trotzdem zwei weitere Beamte schwer und einen leicht verletzen. Die getöteten (27 und 28 Jahre alt) und schwer verletzten Beamten sind buchstäblich „aufgeschlitzt". Einer der schwer verletzten Beamten schießt dreimal auf Otomo, der tödlich verletzt wird.

Der gesamte Tatablauf dauerte nur wenige Sekunden.

Wenn wir über das Thema Sicherheit sprechen müssen wir über das Thema Distanz sprechen.

Egal wie stark sie sind, egal wie gut ihre Kenntnisse in Kampfsport oder Selbstverteidigung sind und egal welche Ausrüstung und Bewaffnung sie bei sich tragen.

Ohne eine Distanz zu ihrem Gegenüber zu halten, die es ihnen ermöglicht zu reagieren können sie sich bei einem Übergriff nicht verteidigen!

Was jedoch ist ein guter Sicherheitsabstand und vor allem wie viel Sicherheitsabstand kann überhaupt realistisch im Rahmen dienstlicher Tätigkeiten eingehalten werden?

Auf diese Frage möchte ich in diesem Kapitel eingehen.

Zum Einstieg möchte ich gerne die 3-AAA-Regel für Einsatzkräfte vorstellen.

Diese Regel soll ihnen helfen, besser auf Gefahrensituationen zu regieren.

Das Thema Abstand ist hier neben Aufpassen und Aktion ein zentraler Bestandteil des 3-AAA-Konzeptes.

Die 3-AAA sollen grundsätzlich als eine Eselsbrücke dienen, als Möglichkeit, sich ganz zentrale Punkte, die im Zusammenhang mit professioneller Eigensicherung wichtig sind einzuprägen.

Aufpassen	Abstand	Aktion
• Aufmerksamkeit • Beobachtung des Umfeldes • Keine Ablenkungen • Körperspannung • Vorbereitet sein	• Sicherheitsabstand halten • Sicherheitsabstand beibehalten • Körpersprache nutzen	• Im Falle auf Verletzung des Sicherheitsabstandes sofort reagieren • passiv (Rückzug) • aktiv (Angriff zuvorkommen/stören)

Aufpassen

Aufpassen steht für eine gute Situations- und Umfeldwahrnehmung. Sie müssen in der Lage sein, Gefahren und störende Komponenten im Umfeld des Einsatzortes wahrzunehmen. Dazu gehört natürlich in erster Linie das Gegenüber, aber auch weitere Faktoren, wie

- Begleiter des Gegenübers
- Die Verkehrslage
- Passanten / Sympathisanten
- Das Umfeld (wo bin ich? Hat das Gegenüber einen „Heimvorteil"?)
- Witterung und Lichtverhältnisse

Das Gegenüber

Das von Maßnahmen betroffene ordnungsbehördliche Gegenüber stellt mit Sicherheit in Hinsicht auf die Eigensicherung das größte Risiko dar.

Ohne das Gegenüber gibt es oftmals keinen Einsatz.

Natürlich kann sich aus dem Einsatzgeschehen auch die Adressateneigenschaft einer Person, also des Gegenübers ergeben.

Das polizeiliche Gegenüber sollte also im Fokus ihrer Aufmerksamkeit stehen.

Risiko erhöhende Umstände beim Gegenüber, wie eine gewalttätige Vergangenheit, Alkohol- oder Drogenabhängigkeit (um nur 2 von vielen Beispielen zu nennen) sind ihnen jedoch nicht immer bekannt, insbesondere dann, wenn sie mit einem großen Informationsdefizit in die Lage starten.

Informationsdefizite liegen in der Regel immer vor, wenn sie in eine Lage entsendet werden.

Das hat verschiedene Gründe, einer der wesentlichen Gründe sind zum Beispiel unzureichende Angaben des Mitteilers.

Das heißt für sie, dass sie das Gegenüber von Beginn des Antreffens aufmerksam beobachten müssen, um durch ihre Wahrnehmungen Informationsdefizite zu der angetroffenen Person schnell und bestmöglich ausgleichen zu können.

Beispiele:

> Zeigt das Gegenüber optische Anzeichen von Alkohol- oder Rauschgiftabhängigkeit?

> Ist das Gegenüber impulsiv?

➤ Weigert sich das Gegenüber erforderliche Anweisungen zu befolgen?

➤ Verbirgt das Gegenüber seine Hände?

➤ Ist das Gegenüber scheinbar ohne erkennbaren Grund nervös?

➤ Hält das Gegenüber keinen Abstand zu den Einsatzkräften ein?

All das sind Beispiele, die dafür sprechen können, dass von dem Gegenüber ein höheres Aggressions- und Gewaltpotenzial ausgeht.

Auch hier der Hinweis:

Kommen mehrere Umstände zusammen, dann achten sie noch sorgfältiger auf die Eigensicherung.

> Vorsicht vor Boxernase und Blumenkohlohren -
>
> Der Mensch, der vor ihnen steht, hat Kampferfahrung

Polizeiliche Erkenntnisse zu dem Gegenüber sind oft vor der Entsendung zum Einsatzort nicht bekannt. Da kommunale Polizei- und Ordnungsdienste keinen direkten Zugriff zu dem polizeilichen Fahndungsdaten-Bestand haben müssen Kräfte des kommunalen Polizei- und Ordnungsdienstes oft sogar ganz ohne diese Daten auskommen.

Begleiter des Gegenübers

Begleiter des Gegenübers können in vielen Fällen ein Interesse daran haben, dass keine Maßnahmen gegen den Adressaten durchgeführt werden.

Zumindest aber ist davon auszugehen dass das Gegenüber und seine Begleiter eine positive soziale Beziehung zueinander haben und Begleiter versuchen, den Adressaten zu unterstützen wenn diesem ein behördlicher Wille entgegensteht, der nicht im Interesse des Adressaten liegt.

Zum Beispiel wird ein Platzverweis gegen eine Person ausgesprochen, die zusammen mit Freunden eben genau an dem von dem Platzverweis betroffenen Ort verweilen wollte (Platzverweis von einer Partymeile).

Es ist sehr wahrscheinlich, dass die Begleiter versuchen, die Durchsetzung des Platzverweises zumindest zu hinterfragen. Sollte dieser zwangsweise durchgesetzt werden müssen ist Vorsicht geboten. Begleiter könnten sich aktiv einmischen, was im schlimmsten Fall auch zu übergriffen auf eingesetzte Kräfte führen kann.

Insbesondere wenn Alkohol im Spiel ist (aber auch ohne Alkohol) sollten Begleiter und deren Verhalten gut beobachtet werden.

Befinden sich unter den Begleitern Familienangehörige ist das soziale Band zwischen den Personen in der Regel noch enger. Es ist damit zu rechnen, dass sie im Falle von erforderlichen Zwangsmaßnahmen eingreifen um den Adressaten „zu schützen".

Achten sie auch darauf, dass das Gegenüber in Anwesenheit von Freunden oder Familie nicht herabgewürdigt wird und er nicht sein Gesicht verliert. Das ist in sehr vielen Fällen der Auslöser für schwerwiegende Auseinandersetzungen.

Die Verkehrslage

Achten sie bei Maßnahmen im öffentlichen Verkehrsraum auf den fließenden Verkehr.

Versuchen sie nicht mit dem Rücken zur Straße zu stehen, wenn möglich. In der Regel ist es möglich, die kontrollierten Personen so zu positionieren, dass eine Gefährdung durch den Straßenverkehr ausgeschlossen ist oder sie diesen zumindest im Auge haben.

Durch Diskussionen oder Auseinandersetzungen mit dem polizeilichen Gegenüber vergessen sie ganz schnell Risiken durch den Straßenverkehr. Das kann fatale Folgen haben. Die Gefahr ist etwas geringer, wenn ihnen das Risiko visuell bewusst ist, also sie nicht mit dem Rücken zu querendem Verkehr stehen.

Das Umfeld - wo bin ich?

Heimvorteil ist kein Mythos und kann in mehrerlei Hinsicht gefährlich für sie sein.

> ➢ Ihr Gegenüber kennt sich besser aus, im Falle einer Flucht kann er die örtlichen Gegebenheiten gegen sie einsetzen

> ➢ Ihr Gegenüber kennt die Menschen und es fällt ihm leichter Sympathisanten zu finden und Menschen gegen sie aufzubringen

Es kann sehr gefährlich sein, in der „Hood" einer Person Maßnahmen gegen sie zu ergreifen.

Befinden sie sich „in der falschen Straße" organisieren sie sich zeitnah Unterstützung oder prüfen sie, ob sie die Maßnahme zu einer anderen Zeit an einem anderen Ort durchführen können.

Bitten sie gegebenenfalls das Gegenüber (auch unter einem Vorwand) sie zu einem anderen Ort zu begleiten.

Seien sie wachsam. Dem Sicherungsposten kommt besondere Bedeutung zu wenn sie an Örtlichkeiten tätig sind, die sie vom Unterstützungsfaktor dem Gegenüber zurechnen.

Witterung und Lichtverhältnisse

Achten sie darauf, der Witterung angemessene Kleidung zu tragen.

Nicht angemessene Kleidung kann dafür sorgen, dass ihre Aufmerksamkeit nicht voll umfänglich gewährleistet ist.

Möglicherweise ist ihnen zu kalt, Regen macht ihnen zu schaffen und sie wollen den Einsatz schnell hinter sich bringen.

Dabei können sie auch wichtige Details in Sachen Eigensicherung unterlassen, nur um schneller wieder im Trockenen zu sein.

Glauben sie mir, ich kenne das aus Erfahrung. Kälte, Hunger, Durst, Schmerzen, alle diese Dinge kosten sie wichtige Ressourcen, die sie benötigen um 100 % Leistung zu bringen (auch in Sachen Eigensicherung).

Tragen sie stets (auch tagsüber) eine Leuchtquelle bei sich.

Spontane Einsatzlagen oder die Verlagerung des Einsatzortes, zum Beispiel wenn eine Person im Rahmen von Maßnahmen flüchtet, können in Gebäudeteile führen, die dunkel sind.

Abstand

Wie viel Abstand kann ich zu dem ordnungspolizeilichen Gegenüber einhalten?

Wie viel Abstand sollte ich einhalten?

Wie viel Abstand ist erforderlich, um Angriffe zu erkennen und abzuwehren?

Welche Teile meiner Bewaffnung kann ich in welchem Distanzbereich einsetzen.

Die Fragestellungen, wenn es um das Thema „der richtige Sicherheitsabstand geht sind vielfältig.

Die in diesem Kapitel enthaltenen Handlungsempfehlungen basieren sowohl auf Studien, die insbesondere aus den USA stammen, eigenen Versuchen in Trainings- und Szenarien Modus und praktischen Erfahrungen.

Das folgende Bild zeigt einen Sicherheitsabstand, der im Rahmen des Dienstalltags in der Regel in einer „normalen Interaktion", zum Beispiel einer Personenkontrolle oder der Prüfung von Berechtigungsscheinen eingehalten wird.

Der Abstand entspricht 2 Schrittlängen und ist bei Betrachtung der tatsächlichen Kontrollpraxis schon großzügig gewählt.

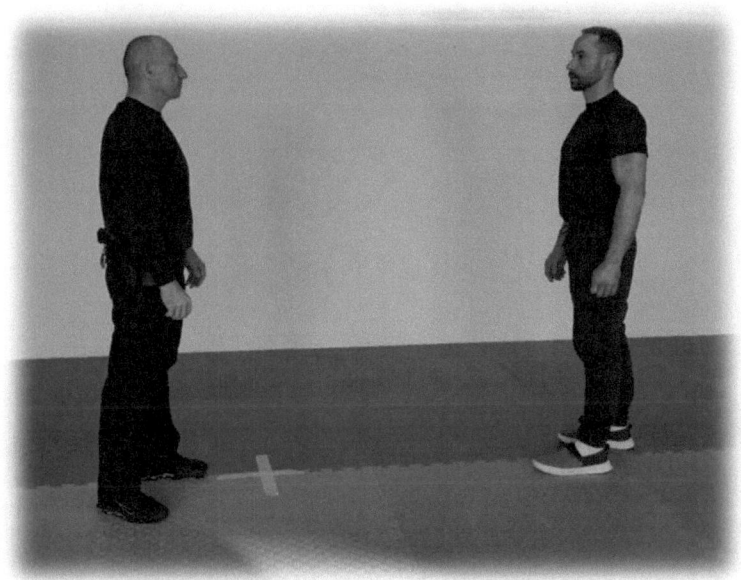

In der Regel wird dieser Abstand sogar noch unterschritten, zumindest teilweise während der Kontrolltätigkeit, zum Beispiel bei der Übergabe von Ausweisen oder Berechtigungsscheinen.

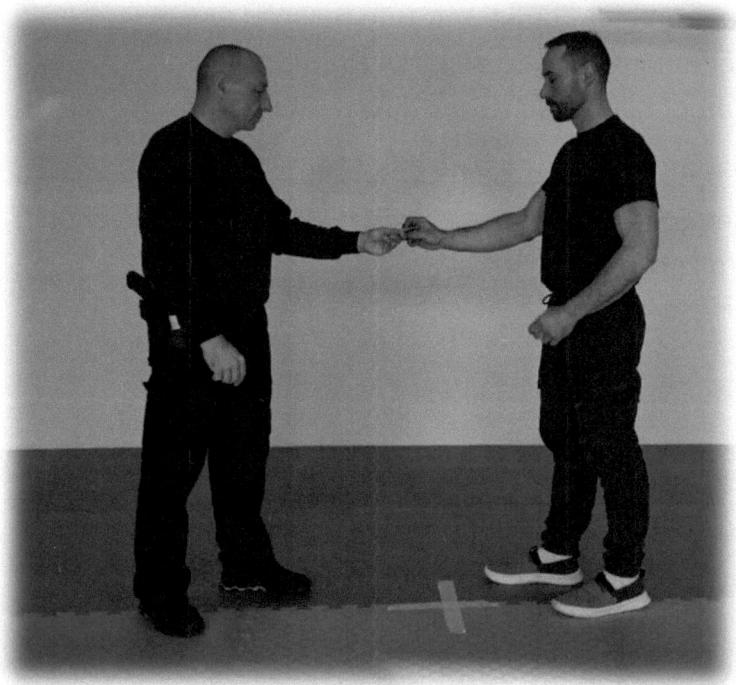

Professionelle Eigensicherung bedeutet in erster Linie auch eine selbstkritische Betrachtung der eigenen Arbeitsweise.

Wir müssen Situationen ehrlich betrachten, analysieren und dann auch ehrlich trainieren.

Schauen wir uns zunächst erst einmal an, in welchem Bereich sie Angriffe bemerken und reagieren können, also Schutzbewegungen ausführen können, die sie vor Verletzungen schützen können.

Verschiedene Untersuchungen belegen, dass ein Angreifer in 1,5 Sekunden bis zu fast sieben Meter zurücklegen kann. Selbstversuche, die wir durchgeführt haben bestätigen diese Zahlen.

Die Schrittlänge einer 180 cm großen Person beträgt in etwa 75 cm, so dass wir in Kombination mit den zuvor angeführten Untersuchungen davon ausgehen, dass ein Mensch acht bis neun Schritte in sehr kurzer Zeit ausführen kann.

Um auf einen schlagartig geführten Angriff noch „sicher" reagieren zu können gehen wir also davon aus, dass ein Sicherheitsabstand von 10 Schritten, also etwa 7,50 Meter erforderlich ist.

Jeder erfahrene Polizeibeamte kann bestätigen, dass in den meisten alltäglichen Einsatzlagen ein solcher Abstand nicht einzuhalten ist.

Die Wahrheit ist, dass sich die meisten Kontrollsituationen zumindest zeitweise und zumindest für die kontrollierende Einsatzkraft in einer Entfernung von bis zu zwei Schritten, also 1,50 Metern abspielen.

Wir vermitteln in unseren Trainings ein System, das wir 2-5-10 nennen.

Mit diesem System (diese Distanzen können im Regelfall nicht eingehalten werden) möchten wir verdeutlichen, welchen Teil ihrer Bewaffnung sie in welcher Distanzzone effektiv einsetzten können und in welcher potenziellen Gefahr sie sich regelmäßig bewegen.

Dabei stehen die 2, 5 und 10 für die Anzahl von Schritten, die sie an Distanz zu dem ordnungsbehördlichen Gegenüber einhalten (können).

2 Schritte entsprechen etwa 1,5 Metern Entfernung (bei einer angenommenen Schrittlänge von 75 cm / 180 cm große Person).

5 Schritte entsprechen unter Annahme der gleichen Bedingungen etwa einer Entfernung, 3,75 Metern.

10 Schritte entsprechen unter Annahme der gleichen Bedingungen in etwa 7,5 Metern.

Bei einem Abstand von zwei Schritten zum ordnungspolizeilichen Gegenüber können im Falle schlagartig geführter Angriffe Waffen zur Verteidigung nicht eingesetzt werden!

Das betrifft RSG, TKS und Einsatzstock, sowie Schusswaffen in geholstertem Zustand

Bei einem Abstand von 5 Schritten ist es in vielen Fällen möglich, Waffen wie RSG und Einsatzstock, sowie Schusswaffe zu ziehen. Ein effektiver Einsatz dieser Waffen, das heißt der Einsatz mit Trefferwirkung ist in der Regel nicht möglich.

Bei einem Einsatz von 10 Schritten ist das in Position bringen und der Einsatz von Waffen grundsätzlich (bei guter Aufmerksamkeit) möglich.

Dabei ist jedoch eine sofortige Beendigung des Angriffes nicht möglich, wenn dieser in Verletzungs- oder Tötungsabsicht geführt wird.

Unsere Empfehlung:

In vielen Einsatzsituationen ist es erforderlich, sich dem ordnungspolizeilichen Gegenüber soweit zu nähern, dass man sich in der 2-Schritt Zone befindet.

Wir empfehlen ausdrücklich, sich nur so kurz wie möglich in dieser Distanz aufzuhalten

Die Selbstschutz Distanz-Ampel

2-Schritt Distanz

> ➤ Mitgeführte Bewaffnung kann nicht eingesetzt werden!
> ➤ Sie haben keine Reaktionszeit, um auf Angriffe zu reagieren!
> ➤ Abwehrbewegungen mit den Unterarmen **unter Umständen** bei hohem Trainingsstandard reflexartig möglich
> ➤ Ausweichbewegungen ohne Kontakt zum Angreifer nicht möglich
> ➤ Verweildauer in dieser Distanz unbedingt gering halten

5-Schritt Distanz

> ➤ Mitgeführte Bewaffnung kann unter Umständen in Anschlag gebracht werden, Anwendung mit Wirkung unwahrscheinlich

- ➢ Genügend Reaktionszeit, um auf Angriffe zu reagieren
- ➢ Abwehrbewegungen mit den Unterarmen sind möglich
- ➢ Ausweichbewegungen sind möglich

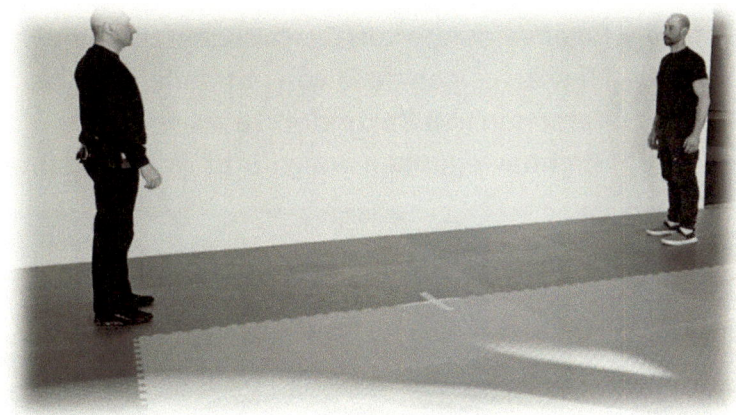

Abbildung zeigt die 5-Schritt Distanz

10-Schritt Distanz

- ➢ Mitgeführte Bewaffnung kann in Anschlag gebracht und benutzt werden, ohne dass mit direkter Stoppwirkung des Angreifers gerechnet werden kann.
- ➢ Auch Angreifer, die von TKS / Einsatzstock, RSG oder gar Schusswaffe getroffen werden können weiter angreifen und sind kampffähig

> Gehen sie davon aus, dass sogar im Falle tödlich wirkender Treffer, zum Beispiel durch Schusswaffen der Angreifer mindestens noch 6-8 Sekunden (bis zu Minuten) handlungsfähig ist also begonnene Angriffshandlungen fortsetzen kann

> Eigenversuche von Gewaltschutztraining Hessen zeigen dass von untrainierten Personen in 8 Sekunden 18-24 Stichbewegungen ausgeführt werden können

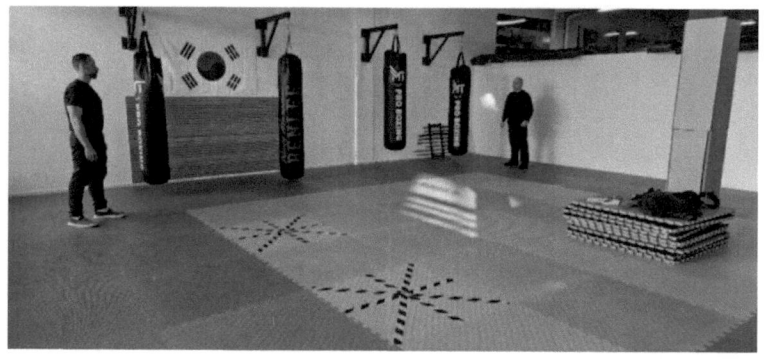

Abbildung zeigt die 10-Schritt Distanz – nicht umsetzbar aber so viel Platz benötigen sie theoretisch um angemessen zu reagieren und all ihre Bewaffnung effektiv einsetzen zu können.

Die Ampelfarbe grün bedeutet also keinesfalls, dass sie sich in Sicherheit befinden.

Werden sie mit Gegenständen angegriffen ist das der Abstand, der benötigt wird, eigene Schutzbewaffnung zum Einsatz zu bringen.

Umgang mit der Selbstschutz-Ampel

Eine Vielzahl ordnungspolizeilicher Tätigkeiten spielen sich im 2-Schritt-Bereich ab.

Halten sie die Zeit, in der sie sich in diesem Bereich befinden möglichst kurz.

Wenn sie zum Beispiel im Rahmen einer Personenkontrolle oder bei der Prüfung eines Berechtigungsscheines ein Dokument entgegennehmen und zu diesem Zweck den Abstand zu ihrem Gegenüber verringern, bauen sie diesen nach der unbedingt nötigen Tätigkeit, also zum Beispiel der Annahme des Ausweispapieres sofort wieder auf.

Je nach den örtlichen Gegebenheiten sollte die sichernde Einsatzkraft sich in oder über der 5-Schritt-Distanz befinden.

Das sorgt dafür, dass die sichernde Einsatzkraft Überblick über die Situation und gegebenenfalls über das nähere Umfeld hat und einschreiten kann ohne selbst überrascht zu werden.

Auch der kontrollierenden Einsatzkraft rate ich, sich nach der Annahme eines Ausweispapieres oder der Durchführung anderer unverzichtbarer Tätigkeiten wieder in den Bereich ab der 5-Schritt Distanz zu begeben.

Greift das Gegenüber an oder ist bewaffnet und kommt es ist nicht möglich ihn zu überwältigen / fixieren empfehle ich, sich in den 10-Schritt Distanz Bereich zu begeben.

Es handelt sich bei den Empfehlungen zur Distanz genau um das „Empfehlungen".

Die genaue Reaktion ist abhängig von den örtlichen Gegebenheiten, von der personellen Stärke der Einsatzkräfte, der Diensterfahrung und des Ausbildungsstandes, der Art der mitgeführten Bewaffnung und Schutzausrüstung und natürlich maßgeblich von der Person und des Verhaltens des Störers.

Unterschätzen sie niemanden, insbesondere nicht wegen der Körpergröße, des Alters oder des Alters.

Unterschätzen sie nie Einsatzlagen aufgrund eines gefühlt harmlosen oder alltäglichen Anlasses.

Die Gefahr liegt in der Routine.

Gegen sie auch nicht von der falschen Annahme aus, dass eine zahlenmäßige Überlegenheit von Einsatzkräften vor Übergriffen oder Verletzungen schützt.

Situationen, die für ein Gegenüber ausweglos zu sein scheinen und in denen es zwecklos scheint, Widerstand zu leisten können dazu führen, dass diese zu unvorhersehbaren und drastischen Angriffen greifen.

Routineeinsätze und taktische und zahlenmäßig gefühlte Überlegenheit können dramatische Folgen haben.

Am 11. Dezember 1998 wird der 32-jährige Polizeibeamte Markus Paul in einem Mannheimer Einkaufsmarkt von einem 16-jährigen Intensivtäter mit einem Stich in den Hals getötet, ein weiterer Beamter wird schwer verletzt. Zuvor hatte der Täter, der sich mit einem tatorteigenen Fleischermesser bewaffnet hatte, im dunklen Kassenbereich verborgen und einen Diensthund mit dem Messer schwer verletzt.

Alltagseinsätze wie diese bergen die größten Gefahren.

Aus dem Austausch von mit Mitgliedern von Spezialeinheiten weiß ich, dass diese die Arbeit von Mitarbeitern, die täglich mit Routineeinsätzen zu tun haben als wesentlich riskanter einschätzen als die eigene Tätigkeit.

Aus eigenen Einsätzen, bei denen Hinweise auf Bewaffnungen bekannt waren kann ich ihnen sagen, dass bei der Bewältigung solcher Lagen mit einer viel höheren Sensibilität agiert wird.

Wahrnehmung und einsatztaktische Performance befinden sich auf einem sehr hohen Level. Das Risiko plötzlicher unkalkulierter Angriffe des Gegenübers ist dadurch geringer.

Bei der Anwendung von unmittelbarem Zwang muss eine gewisse Distanz unterschritten werden.

Das ist unvermeidbar und gewünscht.

Auf was sie hierbei am besten achten erfahren sie in dem entsprechenden Kapitel (z. B. Anlegen von Handfesseln).

Die Sicherungsstellung

Achten sie darauf, dass sie und der sichernde / kontrollierende Beamte immer in einer L-Position stehen.

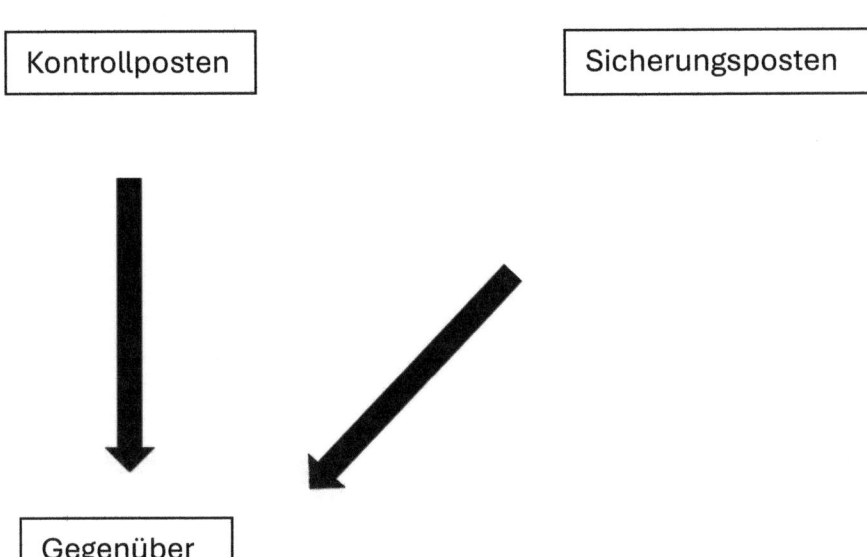

Sowohl die kontrollierende Einsatzkraft als auch die sichernde Einsatzkraft sollten freies Sicht- und Aktionsfeld haben.

Kapitel 8

Personen mit gesteigertem Gewaltpotenzial

Wie kann ich Personen mit erhöhter Neigung zu Gewalt erkennen?

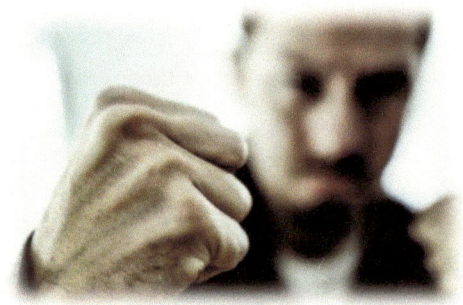

Folgend möchte ich einige Faktoren aufzeigen, die Hinweise auf ein erhöhtes Gewaltpotenzial bei Personen geben können.

Bei der folgenden Auflistung handelt es sich nicht um den Versuch eine abschließende Liste aufzustellen. Vielmehr handelt es sich um eine Darstellung von Faktoren, die meiner Meinung nach das Gewaltpotenzial von Personen erhöhen können.

1. Personen zeigen aggressives Verhalten, sind aufbrausend, impulsiv und zeigen durch aggressive Körpersprache und aggressive verbale Äußerungen, dass sie vor Eskalationen nicht zurückschrecken.

2. Gewalttätige Vorgeschichte. Bei Personen, die in der Vergangenheit Gewalt angewendet haben, besteht ein höheres Risiko, dass sie in Konfliktsituationen erneut Gewalt anwenden, um ihre Ziele durchzusetzen. Hinweise auf eine gewalttätige Vorgeschichte der Personen kann sich daraus ergeben, dass sie Einsatzkräften aus vorangegangenen Anlässen persönlich bekannt sind oder das Ergebnis von der Übermittlung polizeilicher Erkenntnisse sein.

3. Das Gegenüber zeigt im Gespräch Anzeichen mangelnder Empathie, hat also Schwierigkeiten, die Gefühle anderer zu verstehen oder sich in andere hineinzuversetzen. Das kann sich unter anderem darin äußern, dass das Gegenüber kein Verständnis für ordnungsbehördliche Maßnahmen zeigt.

4. Soziale Isolation. Geringe soziale Kontakte oder Schwierigkeiten, Beziehungen zu pflegen, können ebenfalls ein Hinweis sein, dass das Gegenüber eher bereit ist Gewalt anzuwenden. Diese Problematik ist oft bei Personen aus dem Trinkermillieu anzutreffen. Diese Personen sind oftmals sozial und emotional entwurzelt, haben keine guten Perspektiven und kein soziales Umfeld, das Sozialkontrolle ausübt.

5. Drogen- oder Alkoholmissbrauch kann das Risiko für gewalttätiges Verhalten erhöhen.

6. Feindselige Einstellungen. Eine generelle Abneigung oder Feindseligkeit gegen bestimmte Gruppen oder Personen, also zum Beispiel Mitarbeiter der Ordnungsbehörden oder der Polizei können zu gewalttätigem Verhalten gegenüber diesem Personenkreis führen.

7. Wenn eine Person Gewalt als akzeptable Lösung für Probleme ansieht oder Gewalt in bestimmten Kontexten rechtfertigt.

Es ist wichtig zu betonen, dass das Vorhandensein eines oder mehrerer dieser Anzeichen nicht notwendigerweise bedeutet, dass jemand gewalttätig wird. Menschen sind komplex, und viele Faktoren spielen eine Rolle bei der Entwicklung von Gewaltneigung.

Die aufgeführten Faktoren sind Risikofaktoren. Umso mehr dieser Faktoren bei einer Person auftreten oder vorhanden sind, umso eher sollte man mit plötzlich auftretendem gewalttätigem Verhalten rechnen.

Kapitel 9

Eigensicherung und Recht

Ein Großteil ordnungsbehördlicher Tätigkeiten spielt sich im Bereich Gefahrenabwehr und der Ahndung von Ordnungswidrigkeiten ab, aber auch die hilfsweise und vorbeugende Bekämpfung von Straftaten wird den kommunalen Vollzugsdiensten mittlerweile teilweise übertragen.

Die gefahrenabwehrrechtlichen Rahmenbedingungen sind in den Polizeigesetzen der Länder geregelt.

In Bezug auf die Eigensicherung wird empfohlen, Mitarbeiter kommunaler Vollzugsdienste in Bezug auf die rechtlichen Rahmenbedingungen, insbesondere in Bezug auf die Anwendung unmittelbaren Zwanges, regelmäßig aus- und fortzubilden.

Fundierte Rechtskenntnisse im Bereich der Eingriffsbefugnisse sind enorm wichtig, und zwar nicht nur um dienst- und strafrechtliche Konsequenzen für die Mitarbeiter zu vermeiden.

Rechtssicherheit manifestiert sich auch in einem souveränen und selbstsicheren Auftreten, das wiederum von dem ordnungspolizeilichen Gegenüber wahrgenommen wird.

Entsprechendes Wissen und das damit verbundene selbstsichere Auftreten lässt den Schluss zu, dass man es mit einem gründlich und sorgfältig arbeitenden Mitarbeiter zu tun hat.

Es ist wahrscheinlich, dass solchen Mitarbeitern auch mehr Know How in Bezug auf die sachgerechte Ausführung von Maßnahmen zur Eigensicherung unterstellt wird.

Mitarbeiter kommunaler Polizei- und Ordnungsdienste, die die Gewissheit haben, sich bei Ausübung ihrer Tätigkeit innerhalb ihrer rechtlichen Befugnisse zu bewegen werden sich im Falle von Übergriffen entschlossener verteidigen (moralische Rechtfertigung).

Auch in Sachen Notwehr und Nothilfe sollten Mitarbeiter des kommunalen Ordnungsdienstes die einschlägigen Vorschriften kennen.

Kapitel 10

Selbstschutztechniken

It´s all Part of the Job, leider auch verbale Anfeindungen, Beleidigungen und Körperverletzungen zum Nachteil von Mitarbeitern kommunaler Polizei- und Ordnungsdienste.

Behördliche Maßnahmen bedeuten oft Einschnitte in Persönlichkeits- oder Freiheitsrechte betroffener Bürger.

Auch wenn die überwiegende Anzahl von Maßnahmen betroffener Bürger dies hinnehmen reagieren viele Menschen mit Unverständnis für Maßnahmen, manche äußern sehr deutlich ihren Unmut und wieder andere greifen Mitarbeiter kommunaler Polizei- und Ordnungsbehörden sogar persönlich verbal an.

Das kann von Äußerungen wie: „Haben sie nichts Besseres zu tun"? bis zu persönlichen Beleidigungen zum Nachteil der handelnden Mitarbeiter der betreffenden Behörden reichen.

Aber auch körperliche Angriffe auf Mitarbeiter kommunaler Polizei- und Ordnungsbehörden sind an der Tagesordnung.

Beachten sie bitte, dass der Zweck dieses Kapitels die Abwehr von Angriffen ist, es geht hier in erster Linie um den Schutz der Einsatzkräfte und nicht der Zwangsanwendung zur Durchsetzung von Maßnahmen.

Für diese Thematik befindet sich ein weiteres Buch in Arbeit.

Natürlich können sich auch aus der Anwendung von Zwang Angriffe des Gegenübers in Verletzungsabsicht entwickeln, das Brechen von Widerstand gegen Maßnahmen koppeln wir in diesem Buch thematisch allerdings ab auch wenn es in der Realität natürlich oft zu Misch-Lagen in dieser Hinsicht kommt.

Bei der Anwendung von Zwang geht die Initiative von den Einsatzkräften aus. Diese können Widerstandshandlungen und auch sich daraus ergebende Übergriffe auf Einsatzkräfte in Verletzungsabsicht einkalkulieren und sich darauf einstellen und vorbereiten.

Möglicherweise können die Einsatzkräfte vor der Anwendung von unmittelbarem Zwang bereits Unterstützung anfordern, Schutzkleidung anlegen (z. B. Handschuhe) und sich gegebenenfalls absprechen.

Dabei unterscheide ich grundsätzlich zwischen zwei Arten von Angriffen beziehungsweise Übergriffen oder gegen Einsatzkräfte gerichtete Aktionen.

Die erste Art von Angriff, beziehungsweise körperlichem Übergriff erfolgt ausschließlich um die Durchführung der Maßnahme zu vereiteln.

Beispiel:

Bei dem Betroffenen soll ein Teleskopschlagstock sichergestellt werden.

Auf die Aufforderung, diesen herauszugeben reagiert der Betroffene nicht. Auf die Androhung von unmittelbarem Zwang reagiert der Betroffene mit der Aussage: "Versuchs doch"!

Daraufhin ergreifen sie den Teleskopschlagstock, um ihn sicherzustellen. Der Betroffene schlägt ihre Hand weg, um die Sicherstellung des Teleskopschlagstocks zu verhindern.

Weitere Angriffshandlungen gehen von dem Betroffenen nicht aus. Der Betroffene hat keine Verletzungsabsicht, nimmt jedoch die Verletzung ihrer Hand in Kauf, wenn er dadurch die Sicherstellung verhindern kann.

Die Gewalt ist also hier nicht selbst Zweck der Tat, sondern das Verhindern der ordnungsbehördlichen Maßnahme.

Die zweite Art von Angriff beinhaltet eine gezielt feindselige Gesinnung gegen die Einsatzkraft, die die Diensthandlung durchführt.

Ziel ist nicht nur das Verhindern der Diensthandlung, im Einzelfall geht es vielleicht gar nicht mehr darum.

Ziel ist die Verletzung der Einsatzkraft.

Und genau darum geht es bei Selbstschutztechniken im Gegensatz zu Techniken, die dazu dienen Maßnahmen mit Zwang durchzusetzen.

Diese Unterscheidung ist in der Praxis sehr wichtig.

Im ersten Fall, also wenn das Gegenüber Gewalt anwendet, um eine Maßnahme, wie zum Beispiel eine Gewahrsamnahme, Sicherstellung oder körperliche Durchsuchung zu verhindern ist es noch recht einfach für Einsatzkräfte, sich selbst zu schützen.

Selbstschutztechniken sind als solche Fähigkeiten, die erforderlich sind um unmittelbar geführte Angriffe auf Einsatzkräfte, die in Verletzungsabsicht geführt werden abzuwehren und zu beenden.

Zunächst ist wichtig zu wissen, in welchen Distanzen und welchem Kontext Angriffe in Verletzungsabsicht erfolgen.

In der Regel erfolgen Angriffe fast immer in der Nahdistanz ohne Ankündigung.

Zunächst einmal steht hier die Feststellung, dass es in den meisten Fällen vor einem Übergriff auf Einsatzkräfte Anzeichen dafür gab.

Das können zum einen lagebedingte Anzeichen sein, also Einsatzlagen bei denen es schon zu Gewalttätigkeiten gekommen ist.

Hier ist Vorsicht geboten, da das Gegenüber sich möglicherweise schon im „Kampfmodus" befindet.

Aber auch im Verlaufe durchgeführter Maßnahmen können Anzeichen bevorstehender Gewalt wahrgenommen werden.

Anzeichen können sein:

> Das ordnungsbehördliche Gegenüber ist mit den Maßnahmen nicht einverstanden
> Das ordnungsbehördliche Gegenüber ist impulsiv
> Das ordnungsbehördliche Gegenüber kommt Anordnungen nicht nach

- ➤ Das ordnungsbehördliche Gegenüber droht offen mit Gewalt
- ➤ Das ordnungsbehördliche Gegenüber ist nervös

In diesem Stadium ist es möglicherweise noch möglich, den Einsatzverlauf positiv zu beeinflussen.

Möglichkeiten, die verhindern können, dass es zu Angriffen kommt:

- ➤ Gründliche Eigensicherung (kein leichtes Ziel bieten)
- ➤ Signalisieren sie durch ihre Körpersprache Wachsamkeit und Verteidigungsbereitschaft
- ➤ Kooperative Gesprächsführung (wenn möglich)
- ➤ Treiben sie ihr Gegenüber nicht „grundlos" in die Enge
- ➤ Provozieren sie ihr Gegenüber nicht

Egal wie deeskalierend sie sich verhalten und unabhängig davon wie gut ihre Eigensicherung und Körpersprache sind kann es zu Angriffen kommen.

Auf den folgenden Seiten zeige ich ihnen Möglichkeiten Angriffe abzuwehren und sich zu verteidigen.

Das bloße Lesen dieses Buches versetzt sie nicht in die Lage, die Techniken einzusetzen.

Sie müssen die Bewegungsabläufe üben und am besten Fall haben sie Einfluss auf die Gestaltung des Einsatztrainings und / oder können Einfluss auf ihre Vorgesetzten oder Einsatztrainer nehmen, um das Programm so zu steuern dass effektiver trainiert wird.

Es müssen Bewegungen und Techniken trainiert werden, die effektiv sind, leicht zu erlernen sind und am besten intuitiv.

Die hier dargestellten Techniken stammen aus verschiedenen Kampfsystemen, die ich im Verlauf der letzten 40 Jahre trainiert habe und immer noch trainiere.

Folgende Prinzipien sind wichtig bei Selbstschutztechniken, die funktionieren sollen:

1. Mentale Vorbereitung
2. Situationsbewusstsein
3. Effizienz, Bewegungen müssen leicht erlernbar, direkt und effektiv sein
4. Entschlossenheit, Aggressivität & Unfairness - Abwehrtechniken müssen konsequent ausgeführt werden, effiziente Techniken sind unfair, insbesondere wenn das Gegenüber körperlich überleben ist.
5. Realistische Trainingsmethoden
6. Flexibilität & Anpassungsfähigkeit - jede Situation und jedes Gegenüber ist anders

7. Kombinationen führen zum Ziel. Das bloße Üben von Einzeltechniken ist nicht effektiv
8. Training muss unter Stress erfolgen (Stressdrills, Veränderung Lichtverhältnisse,...)
9. Wer sich selbst schützen will muss lernen zu kämpfen (Sparring)

Sehr oft werden in Einsatztrainings offensive Techniken geübt, das ist richtig und gut, allerdings nutzen die besten Offensivtechniken nichts, wenn sie nicht in der Lage sind den entstehenden Angriff abzuwenden.

Sie kennen sicher den Ausspruch: "Wer zuerst schlägt gewinnt"!

Dieser Spruch birgt viel Wahrheitsgehalt.

Der Angreifer ist immer einen Schritt voraus. Er bestimmt Angriffsrichtung und den Ort der Auseinandersetzung.

Auch wenn sie grundsätzlich aufgrund des Verhaltens ihres Gegenübers mit einem Angriff rechnen, werden sie von der ersten Angriffshandlung in Form eines Schlages oder Griffes überrascht.

Werden sie als erstes getroffen, und das ist sehr wahrscheinlich, wenn ihr Gegenüber als erstes zuschlägt, verschafft das dem Gegenüber außerdem einen psychologischen Vorteil.

Es spielt keine Rolle, ob ihr Gegenüber kleiner oder leichter ist als sie. Ein „lucky" Punch, also glücklicher Treffer zu ihrem Nachteil kann den Kampf beenden oder dazu führen dass sie sich nicht mehr adäquat schützen können.

Warum ist das wichtig zu wissen?

Warum reicht es nicht, einfach die Techniken zu üben?

Sie müssen verstehen, dass es zunächst wichtig ist, mehr Zeit aufzuwenden, um die ersten Angriffshandlungen abzuwehren.

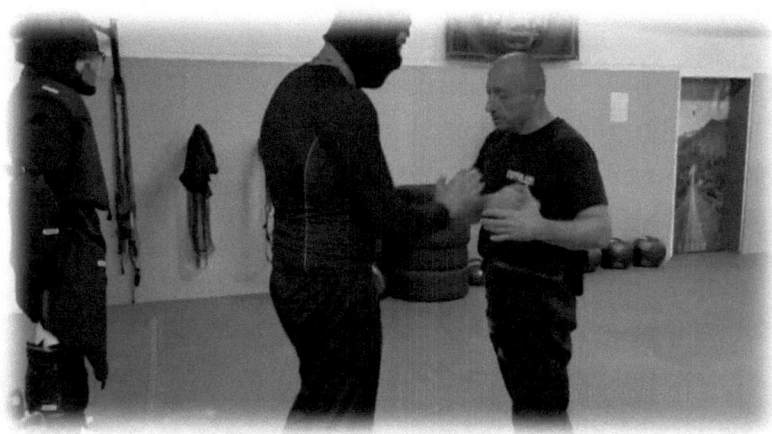

Es werden sehr oft Techniken geübt, die beim Gegenüber Schaden verursachen können und die grundsätzlich gute Techniken sind, aber im Kontext eines unmittelbaren Angriff nicht anwendbar sind, beziehungsweise vielleicht eingesetzt werden können aber keine Wirkung haben, die dazu führt dass Angriffe des Gegenübers gestoppt werden.

Um das besser zu verstehen, soll das obige Bild dienen. In dieser Situation kann zum Beispiel aus Distanzgründen kein Fußtritt nach vorne angebracht werden. Ein Griff zum Hals, ein Schlag zum Kopf oder Stiche mit einer Stichwaffe durch den Angreifer können ernste Verletzungen verursachen.

Da solche Schläge ihre Verteidigungsfähigkeit stark herabsetzen können sollten sie zunächst trainieren initiale, also erste Schläge abzuwehren und im besten Fall auch „zu verdauen".

Woher stammen die Konzepte, die ich hier vorstelle?

Die Konzepte, die ich hier vorstelle, sind nicht Krav Maga, sie sind nicht Judo, sie sind nicht Boxen, sie sind nicht Kick- oder Thaiboxen.

Seit meiner Kindheit beschäftige ich mich mit Kampfsport & Kampfkunst, wobei ich auch schon sehr früh in meiner Kindheit; ich bin in den 1980ern und frühen 1990ern in Frankfurt am Main aufgewachsen, herausfand was funktioniert und was nicht, bereits, bevor ich mit 16 Jahren meine Ausbildung bei der Polizei anfing.

In dieser Zeit gab es in jedem Frankfurter Stadtteil Straßengangs, seien es die „Ahorn-Boys" aus Griesheim oder die „Turkish Power Boys", um nur zwei zu nennen. In Frankfurt waren in dieser Zeit nach Polizeischätzungen mindestens 500 gewalttätige Jugendliche in Straßengangs organisiert.

Schlägereien, Übergriffe, Raubdelikte und Bedrohungen waren an der Tagesordnung.

Auch ich war regelmäßig in Schlägereien verwickelt.

Da kam man damals nicht drum rum, auch wenn man nicht in einer Gang organisiert war.

Mit 14 Jahren saß ich zum ersten Mal auf der Rückbank eines Streifenwagens des 8. Reviers (Sachsenhausen).

Viele Jahre später versah ich mit den mich begleitenden Beamten Dienst.

Es ging zur Wahllichtbildvorlage in das alte Frankfurter Polizeipräsidium, das mittlerweile verfällt.

Zum damaligen Zeitpunkt als Geschädigter, ich begleitete einen Freund nach der Schule, als ihm der Walkman abgerippt wurde.

Dabei wurden wir von einem Jugendlichen aus einer Gruppe von insgesamt vier mit einer Schusswaffe bedroht.

Unter diesen Voraussetzungen gab man das Zeug natürlich raus.

Bei ähnlichen Anlässen oder einfach nur wenn andere Streit suchten wurde gekämpft.

Ich kann mich an einen Vorfall erinnern, als ich mich am Vortag in einem Park mit einem Jungen geprügelt hatte.

Einen Tag später, als ich aus dem Restaurant der Eltern einer Freundin kam wurde ich mit

Pflastersteinen beworfen und von einer mehrköpfigen Personengruppe ordentlich verhauen.

Zuhause hat man in der Regel nichts erzählt. Wenn die Eltern was gesehen haben, dann hat man erzählt dass man sich gehauen hat und die Sache war ok. Mein Vater hat mich ab und zu gefragt, ob ich gewonnen oder verloren habe, das wars dann aber auch schon.

Was will ich damit ausdrücken?

Alles was ich hier an Techniken schildere habe ich ausprobiert und es gibt lebende Zeugen.

Es handelt sich um technischen Elementen aus dem Krav Maga, Boxen (insbesondere in Sachen Bewegungslehre), aus Elementen die im Ju-Jutsu (das ich sehr lange betrieben und auch viele Kämpfe darin bestritten habe) aber auch in vielen anderen Kampf- und Selbstverteidigungssystemen eingesetzt werden.

Auch wenn jeder für sich gesehen meint, das beste System zu unterrichten hat der Mensch nur zwei Arme, zwei Beine, zwei Knie, 2 Ellbogen, 2 Hände und den Kopf zur Verfügung, um Angriffe auszuführen.

Die Kombinationsmöglichkeiten finden sich in ähnlicher Art und Weise in allen Systemen wieder, wobei es Unterschiede in den gesetzten

Schwerpunkten gibt was in der Regel mit der Entwicklung von der Kriegs- und Kampfkunst zu den Kampfsportarten zu tun hat.

Teile der Terminologie und taktischen und allgemeinen Grundsätzen entstammt auch dem Krav Maga.

Niemand erfindet das Rad neu, auch ich sicher nicht.

Entscheidend ist wie (realistisch) trainiert wird.

Die Techniken, die hier aufgeführt und abgebildet sind habe ich sowohl im sportlichen Wettkampf (Boxen, Kickboxen, Grappling, Ju-Jutsu), natürlich im entsprechenden Regelkontext als auch auf der Straße, insbesondere im Kontext meiner dienstlichen Eigenschaft als Polizeibeamter aber eben auch privat eingesetzt.

Mein erster großer Knockout war einer rechten Geraden auf dem Schulhof zu verdanken.

Verstehen sie mich nicht falsch.

Ich halte Gewalt nicht für gut, aber sie ist manchmal erforderlich und ich möchte sie davon überzeugen aufmerksam zum Ende zu lesen und sie auch davon überzeugen, dass das, was ich ihnen hier an Wissen anbiete funktioniert.

Das folgende Bild zeigt mich nach damals noch als Polizeihauptmeister nach Widerstandshandlungen, Gefangenenbefreiung und Raub meiner Schusswaffe im April 2004 durch eine Vielzahl von Angreifern.

Diesen stand ich zusammen mit einem weiteren Beamten gegenüber.

Mehrere polizeiliche Gegenüber wurden ebenfalls verletzt.

Am Ende stand noch ein Ermittlungsverfahren wegen Körperverletzung im Amt gegen mich an.

Die Lage war damals dermaßen ernst, dass ich fest entschlossen war, von meiner Dienstwaffe gebrach zu machen, um zumindest einen Warnschuss abzugeben.

Das war mir allerdings nicht möglich, weil mir die Waffe im Rahmen der Auseinandersetzung aus dem Holster gerissen wurde, ehe ich sie einsetzen konnte.

Später wurde sie von einem Passanten in einem nahegelegenen Gebüsch aufgefunden.

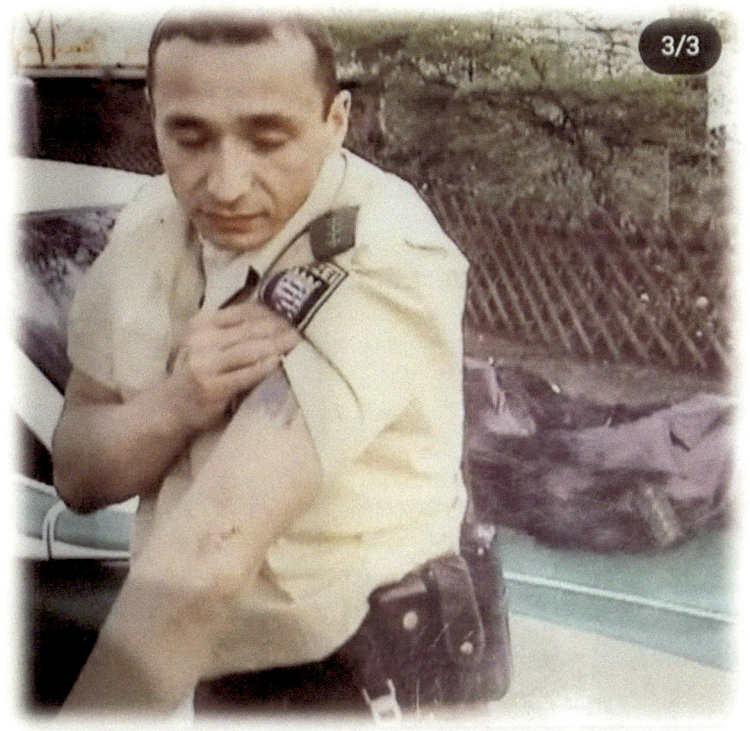

Also gehen sie bitte davon aus, dass die von mir vermittelten Inhalte praktisch Sinn machen und funktionieren.

Und nun viel Spaß beim weiteren Lesen und trainieren.

Ich zeige hier nur einige wenige Techniken, die die Prinzipien verdeutlichen sollen.

Ein komplettes Buch zu dem Thema unbewaffneter Nahkampf für Vollzugsbedienstete erscheint in Kürze.

Eine gute Verteidigungsstellung

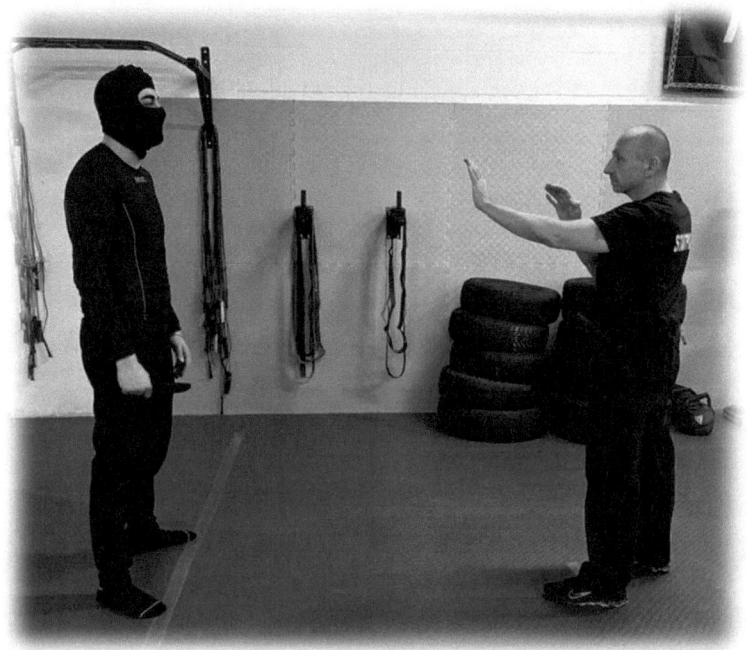

Eine gute Verteidigungsstellung muss dem Verteidiger folgende Möglichkeiten bieten

- Gutes Gleichgewicht
- Freies Sichtfeld (Übersicht)
- Schnelle Bewegungen in jede Richtung
- dem Angreifer Angriffswege versperren

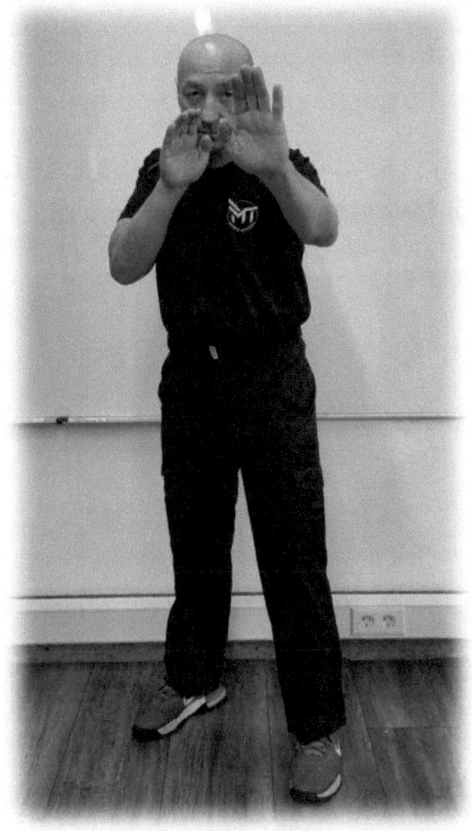

Verteidigungsstellung i der Frontalansicht.

Die meisten Angriffe ohne Gegenstände erfolgen zum Kopf!

Der direkte Weg zu Kopf und Hals ist durch die Hände / Arme für den Angreifer versperrt.

Wenn Angriffe zum Kopf erfolgen, werden diese in der Regel von außen erfolgen wenn sich dem Angreifer das vorliegende Deckungs-Bild bietet.

Diese Schläge (Schwinger / Ohrfeige) sind leichter abzuwehren als gerade (direkte) Schläge.

Gerade Schläge sind unwahrscheinlich, wenn der Angreifer der Meinung ist dass der Weg blockiert ist.

Offene Hände oder Fäuste?

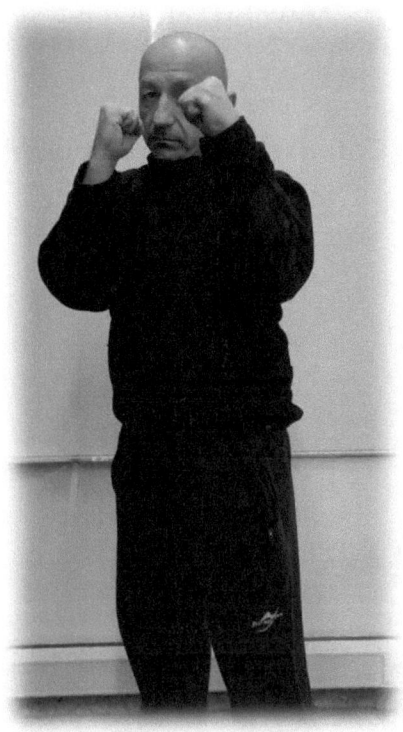

Ganz klar, offene Hände.

Sie heben mehr Möglichkeiten und wirken eher
deeskalierend.

Abwehrtechniken

Outside Defense (360 Grad Abwehr), auch Unterarmblock

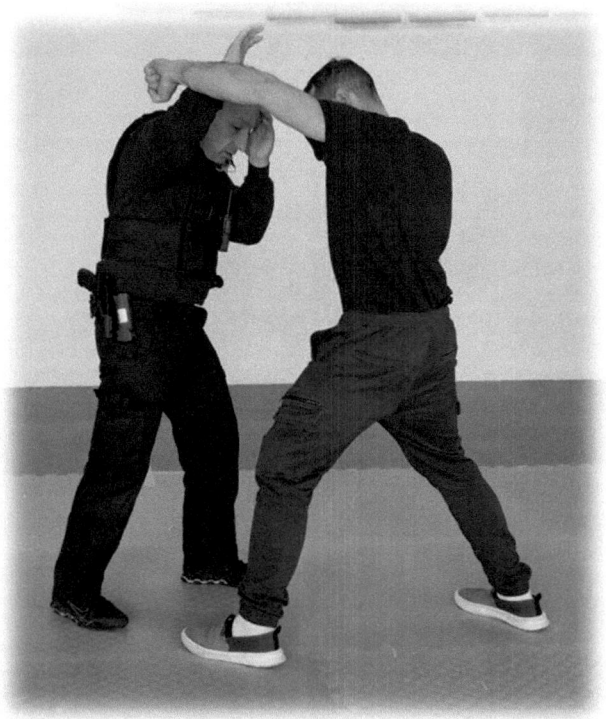

Abbildung zeigt eine Outside Defense gegen einen Kopfhaken

Diese Abwehrtechnik, die in den meisten Kampfsportarten und Kampfkünsten auch als Unterarmblock bezeichnet wird nutzt den Unterarm, genau genommen am besten die Außenseite (Elle) des Unterarmes um Angriffe abzuwehren.

Das obige Bild zeigt eine Outside Defense gegen einen Angriff zur Körpermitte.

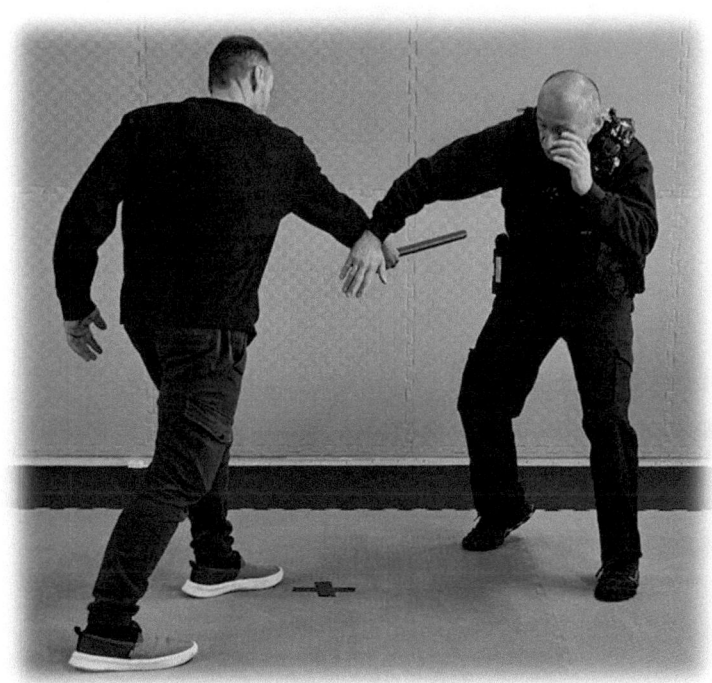

Abbildung zeigt Outside Defense bei einem geraden Angriff zum Körper mit einem Schritt zur Seite

Das Konzept der Outside Defense

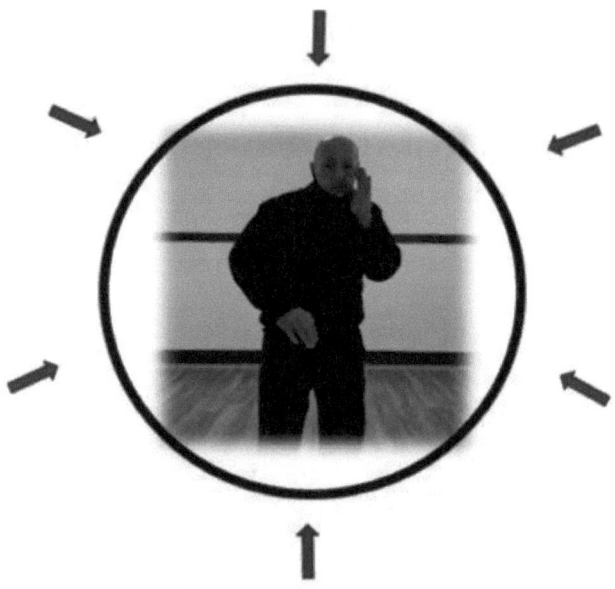

Mit der Outside Defense werden alle Angriffe abgewehrt, die von außen kommen, ungeachtet des Angriffswinkels

Bei diesen Angriffen kann es sich um Schläge, Griffansätze und Schläge, beziehungsweise Angriffe mit Gegenständen handeln.

Entscheidend ist hierbei, dass die Abwehrbewegung instinktiv ausgeführt werden kann, das heißt, dass sich auch instinktiv trainiert werden muss.

Instinktiv bedeutet, dass kein Nachdenk-Vorgang erforderlich ist, einfache Bewegungen können durch viel Übung so eingeschliffen werden, dass sie reflexartig erfolgen. Das soll das Ziel sein.

Tipps beim Blocken:

- Blocken sie mit offenen Händen

- Legen sie Gewicht / Druck in den Block (wenn

  möglich)

- Fokussieren sie ihren Blick auf die Brust des Gegners

  (Peripheres Sehen), so können

  alle Angriffshandlungen erkannt werden,

  fokussieren sie den Blick nicht auf den

  angreifenden Arm

- Bei Angriffen zur Körpermitte bringen sie ihre Hüfte

  des Gegners weg

- Schlagen und Blocken sie nicht gleichzeitig, auch

  wenn das teilweise so unterrichtet

  wird, sie können sich nur auf eine Sache

  konzentrieren

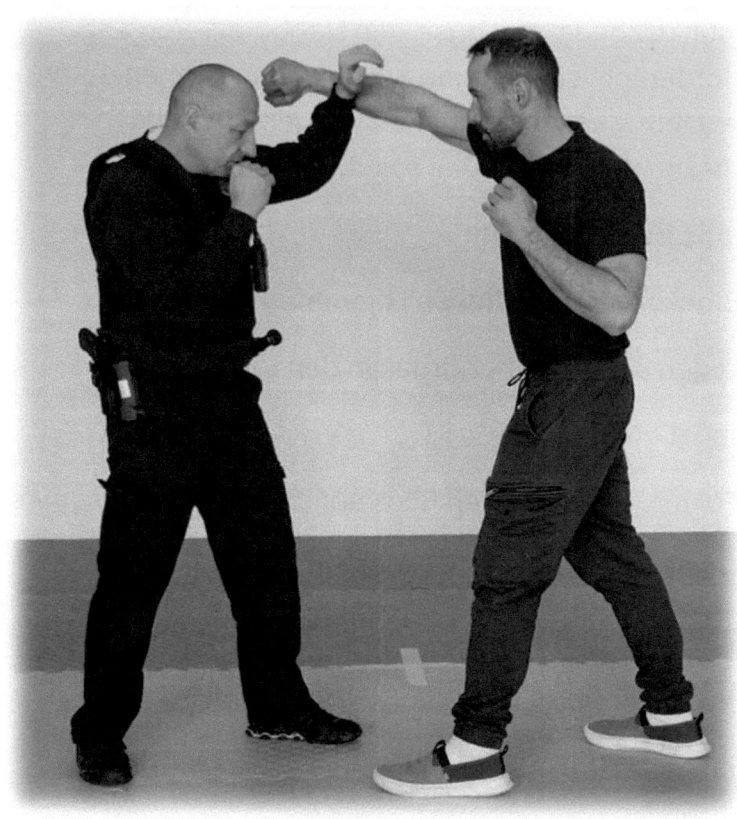

Abbildung zeigt eine Outside Defense gegen einen Schwinger

Sie können beim Blocken eine Faust machen oder die Hände offenlassen. Ich bevorzuge die Variante mit offenen Händen, da die Bewegung m. E. instinktiver ist und man im Anschluss direkt greifen kann.

Je nach Distanz bietet sich als Konter zum Beispiel ein Handballenstoß oder ein gerader Ellenbogenstoß zum Kopf an. Als weiterführende Technik passt sehr gut ein Kniestoß zu den Genitalien des Angreifers oder seinen Oberschenkel.

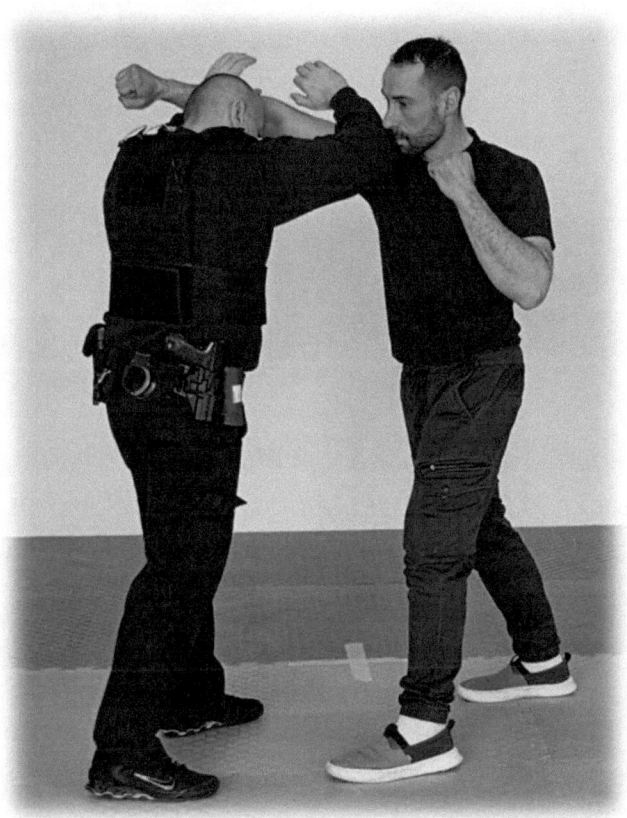

Abbildung zeigt eine Outside Defense mit einem Ellenbogenstoß als Konter

Eine Variante zu diesem Konter (je nach Distanz) ist die Ausführung eines Kopfstoßes nachdem geblockt wurde.

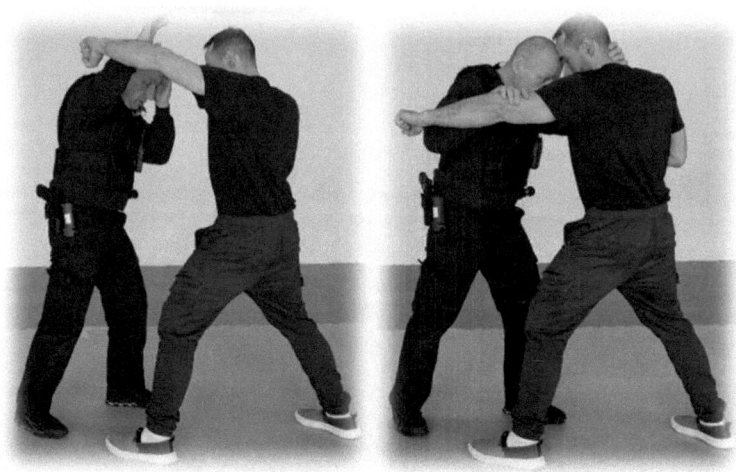

Abbildung zeigt 2 Phasen. In Phase 1 wird der Angriff geblockt, in Phase 2 der Schlagarm des Gegenübers kontrolliert und ihm ein Kopfstoß auf das Nasenbein versetzt

Als weiterführende Technik würde sich ein Kniestoß mit dem vorderen Bein in Richtung Genitalien oder dem Oberschenkel anbieten (hinteren Fuß leicht nachsetzen) oder ein Roundhouse Kniestoß mit dem hinteren Bein seitlich in die Rippen / zum Körper des Angreifers.

Bedenken sie, dass ich hier lediglich Lösungsmöglichkeiten darstelle. Die Variationsmöglichkeiten sind unbegrenzt.

Wenn sie das System verstanden haben können sie zielgerichteter trainieren. Das Ziel ist also nicht, möglichst viele Techniken und Kombinationen hier darzustellen, sondern ein Bewusstsein für die Zusammenhänge und Funktionsweisen zu schaffen, damit es ihnen gegebenenfalls auch leichter fällt, die Qualität einer privaten Trainingsstätte beurteilen zu können.

Mein Tipp:

Wenn sie mit dem Gedanken spielen, sich in Sachen Selbstschutz auch in ihrer Freizeit weiterzubilden, also in einer Kampfsportschule oder Selbstverteidigungsschule trainieren zu wollen, dann ist das eine gute Idee.

Sie können sich körperlich auspowern und etwas für ihre physische und psychische Gesundheit tun.

Hinterfragen sie die Trainer:

Haben die Trainer Erfahrung mit realen Auseinandersetzungen?

Haben die Trainer Erfahrung im Wettkampfsport?

Wenn sie beide Fragen mit ja beantworten können, dann haben sie eine Schule mit guten Voraussetzungen gefunden, um mehr über Selbstschutz zu erfahren.

Ihr Trainer weiß dann in der Regel, welche realen Szenarien drohen und was wirklich in einer Kampfsituation eingesetzt werden kann.

Inside Defense, auch Handfegen, bzw. bei Angriffen zum Körper Unterarmblock nach innen genannt

Mit der Inside Defense werden geradlinige Angriffe zu Oberkörper und Kopf abgewehrt.

Geradlinige Angriffe können sowohl Schläge als auch Griffansätze oder Stichbewegungen sein.

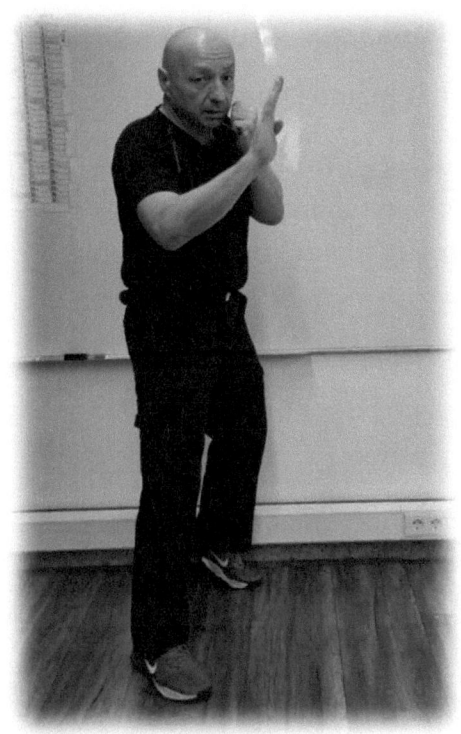

Abbildung zeigt eine Inside Defense - Ableiten eines geradlinig geführten Angriffs

Beim Boxen oder Kickboxen oder aber auch im Muay-Thai wird diese Technik als „Parry" (englisch für parieren).

Das Parieren (aus der Bahn bringen) von Schlägen gehört in jedem gängigen Kampfsystem zu den Basics und glauben sie mir, egal wie sie es nennen: "Es funktioniert, und zwar im Wettkampf und in realen Übergriffs Situationen, ich habe es ausprobiert".

Ausführung der Inside Defense:

Bei in Kopfhöhe geführten Angriffen werden diese mit der Handfläche nach innen (Richtung Körperinnenseite - Life Side) abgewehrt, beziehungsweise abgeleitet.

Wenn es zeitlich möglich ist, sollte mit der Abwehrbewegung der Körper / Kopf vom Angriff weggedreht werden.

Der Hintergrund ist, dass wenn die Abwehrbewegung nicht schnell genug erfolgt, möglicherweise trotzdem der Kopf aus der „Schusslinie" genommen werden kann.

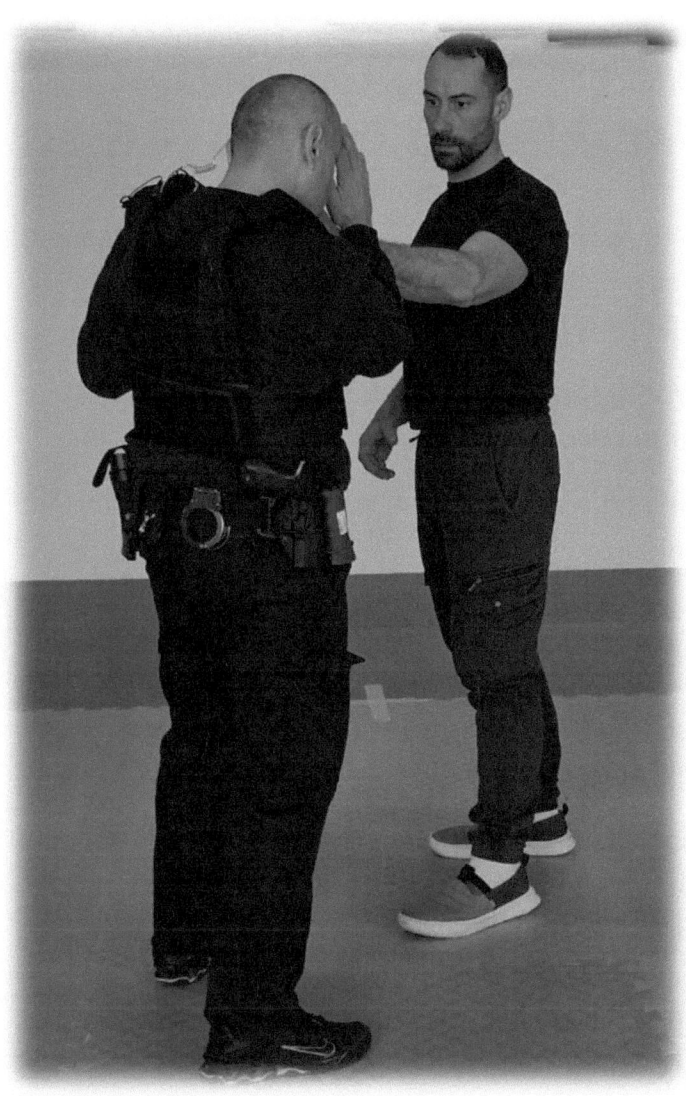

Abbildung zeigt eine Inside Defense (Ableiten eines gerade geführten Angriffes mit der Handfläche, beziehungsweise dem Unterarm)

Das ist insbesondere bei Angriffen mit einer sehr massiven Vorwärtsbewegung empfehlenswert, um leicht aus der Angriffslinie zu kommen.

Ganz grundsätzlich empfehle ich, bei geraden Angriffen grundsätzlich die Angriffslinie zu verlassen, damit sie nicht überrannt werden (Gefahr von Mehrfach-Treffern).

Das Verlassen der Angriffslinie erfordert aber viel Erfahrung und Training.

In dem hier vorliegenden Buch zeige ich Grundkonzepte.

Das Thema „Verlassen der für Personen

Außer dem Risiko, mehrfach getroffen zu werden besteht die Gefahr, dass sie stürzen, wenn sie massiv zurückgedrängt werden.

Werden sie mit Waffen angegriffen, also zum Beispiel mit einem Messer, dann ist es sehr gefährlich, die Angriffslinie nicht zu verlassen (natürlich ist der Messerangriff auch noch gefährlich, wenn sie die Angriffslinie verlassen).

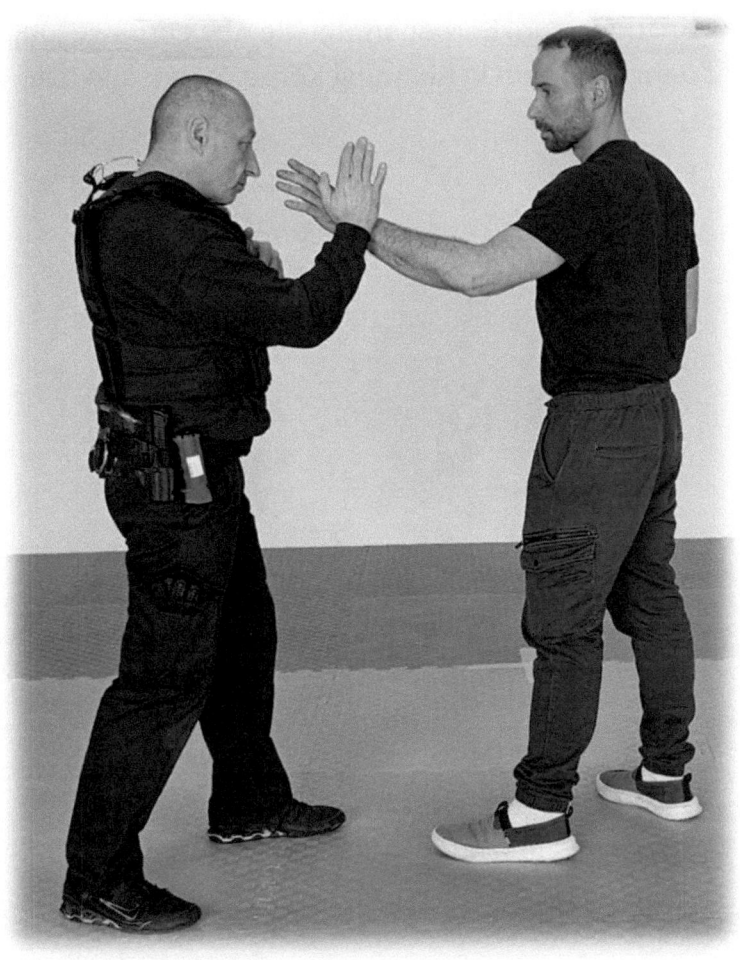

Abbildung zeigt die Inside Defense (Ableiten eines gerade geführten Griffes zum Hals in einem anderen Aufnahmewinkel

Bei Angriffen zum Körper erfolgt die Abwehrbewegung mit dem Unterarm in Richtung Körperinnenseite (Life Side).

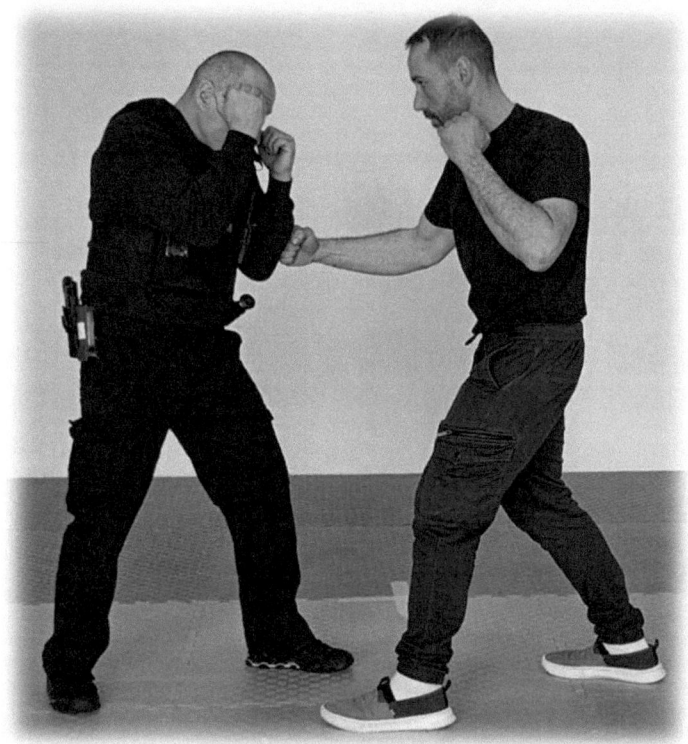

Abbildung zeigt Abwehr mit einer Inside Defense in einer realistischen Darstellung. Der Verteidiger kann den Schlag nicht mehr ableiten aber noch blockieren (covern, engl. Für abdecken) bevor der Körper getroffen wird.

Passivblock / „Not Block" / Covern

Der Passiv-Block oder von mir auch gerne als Not Block bezeichnet ist eine reflexartige Bewegung, die als Ziel nur noch den passiven Schutz der Körperpartien unter dem Deckungsarm beschreibt (Covern).

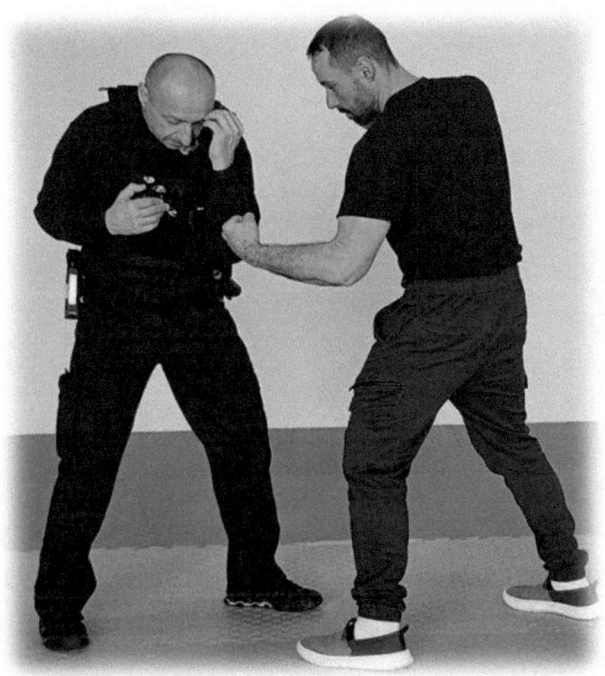

Abbildung zeigt das Covern (engl. für abdecken) einer Körperregion, um sie so vor unmittelbarer Gewalteinwirkung zu schützen.

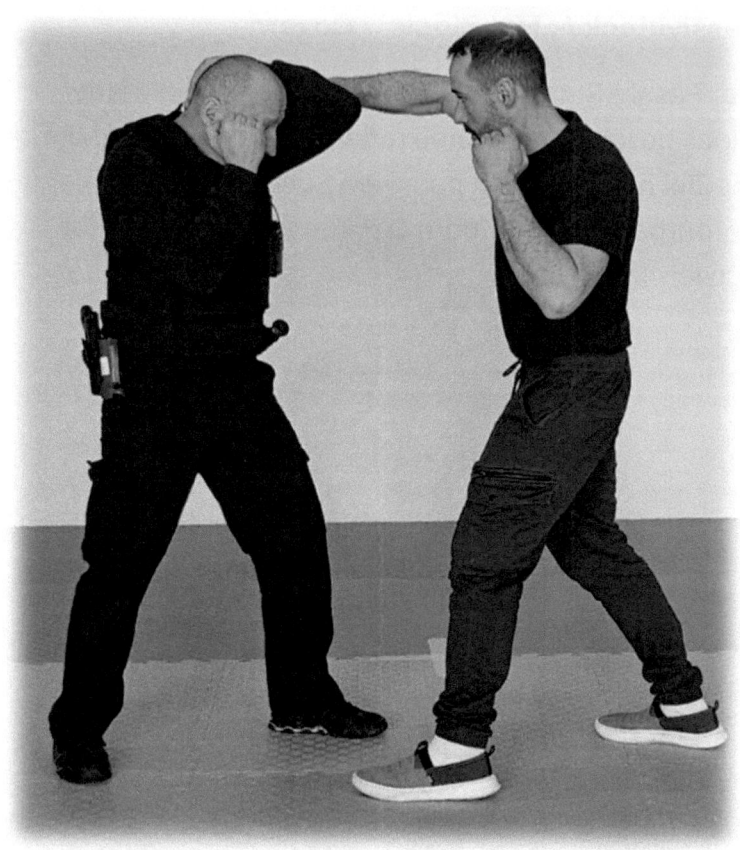

Abbildung zeigt einen passiven Block (covern, egl. Für abdecken) in Kopf-, beziehungsweise Hals höhe

Oftmals wird aus fehlendem Wissen die Entstehung dieser Blocks modernen Selbstverteidigungssystemen zugeschrieben und zudem auch gerne die Effektivität angezweifelt.

In verschiedenen Kampfkünsten wird diese Art zu blocken praktiziert.

Sehr charakteristisch sind diese Blocks für das traditionelle Muay Boran (Altes Boxen).

Wer die Effizienz dieser Techniken in Frage stellt braucht sich nur einige Muay-Thai Kämpfe anschauen.

Muay-Thai gilt als eine der härtesten Kampfsportarten der Welt. Diese Art zu Blocken gehört zu dem Grund-Repertoire eines Thaiboxers.

Warum berührt die Hand seitlich, manchmal sogar hinten den Kopf?

Um den Kopf seitlich gut zu schützen, auch Ohren und gegebenenfalls den Nacken.

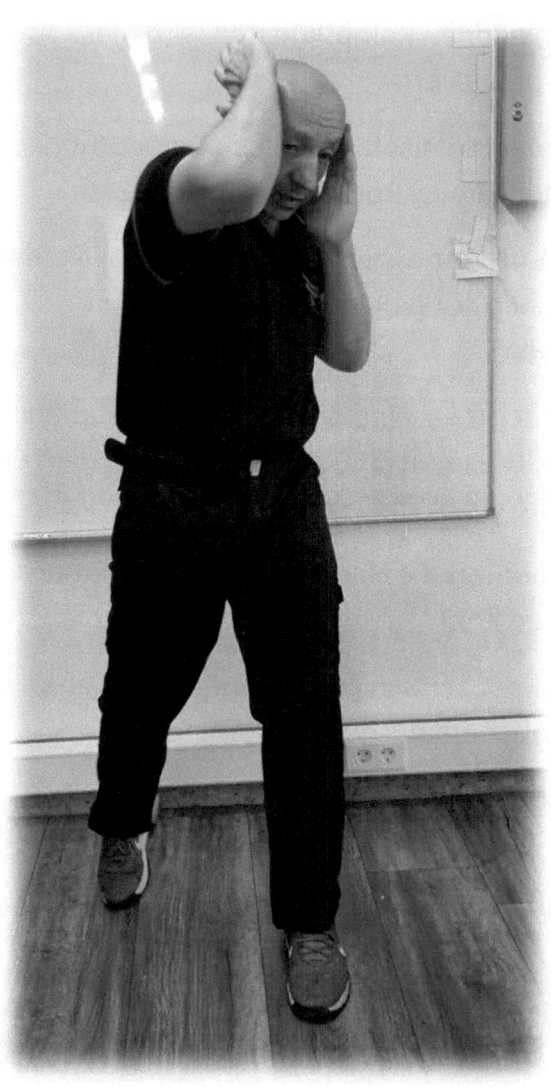

Abbildung zeigt einen passiven Block (Covern) in Kopf- , beziehungsweise in Hals Höhe in einem anderen Aufnahmewinkel

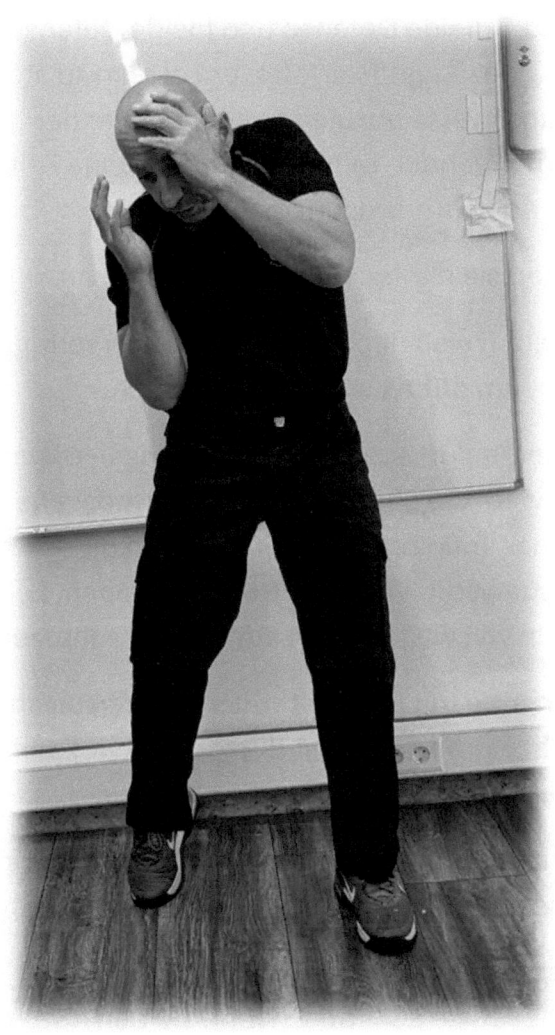

*Abbildung zeigt einen passiven Block (Covern) auf
Höhe des Oberkörpers*

Während Outside Defense und Inside Defense aktiv in Richtung des Angriffs erfolgt, um diesen zu stoppen, beziehungsweise abzuleiten schützt hier der Unterarm nur noch reflexartig, wenn keine Zeit mehr verbleit Abwehrbewegungen einzuleiten.

Verstehen sie die Technik bitte nicht falsch.

Sie begeben sich dabei nicht in eine hervorragende Position, um offensiv weiterzukämpfen.

Wenn der Angriff aus einer sehr geringen Distanz geführt wird, sie überrascht werden, möglicherweise kein hohes Trainingslevel haben, kann diese Haltung sie vor schweren Wirkungstreffern (Rippen, Leber, je nachdem wie weit sie sich eindrehen) schützen.

Auch Angriffe mit Gegenständen können so im Notfall zunächst einmal vor einer direkten Einwirkung auf den Oberkörper gegebenenfalls blockiert werden.

Das ist nicht optimal, ist schmerzhaft und kann schwere Verletzungen am Arm verursachen.

Wenn es keine Option ist gewinnen sie damit möglicherweise Zeit, auch wenn sie den Arm danach nicht mehr einsetzen können.

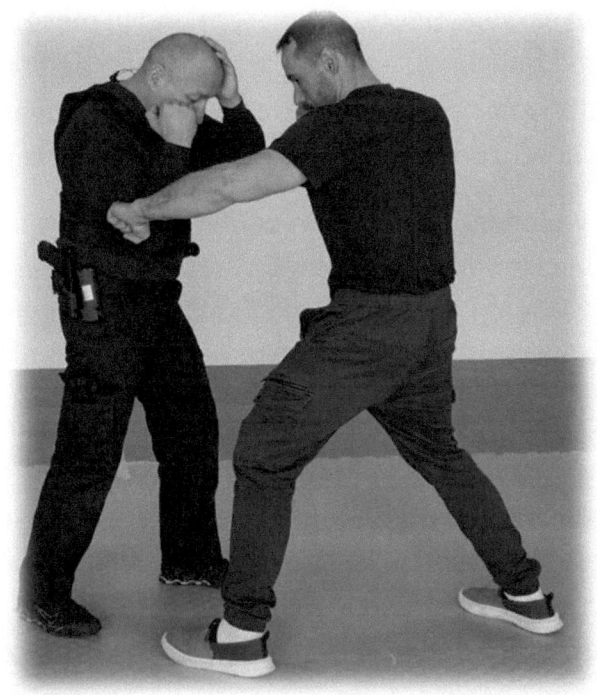

Abbildung zeigt einen Passivblock (Covern zum Oberkörper, als Konter aus dieser Position bietet sich ein Kopfstoß zur Nase des Angreifers und ein Kniestoß in die Genitalien an.

Gehen wir von dem Fall eines Angriffs mit einer Stichwaffe aus. Ist ihr Arm nicht dazwischen treten die Stiche unmittelbar in den Körper ein.

Erhalten sie zwei Stiche in den Arm und in dieser Zeit wird von Kollegen oder Fremdkräften, zum Beispiel der Polizei auf den Angreifer eingewirkt, kann diese Art sich zu schützen möglicherweise ihr Leben retten.

Egal in welcher Lage sie sich befinden, sie müssen im Falle eines lebensbedrohlichen Angriffes um ihr Leben kämpfen und dazu jede Möglichkeit nutzen, auch wenn die Chancen schlecht stehen.

Aus eigener Erfahrung kann ich ihnen sagen dass sie den Angriff mit Stichwaffen möglicherweise nicht als Stich sondern als Schlag sehen, beziehungsweise wahrnehmen. Sich nicht zu schützen weil sie nicht mehr in der Lage sind, einen schulmäßigen Unterarmblock auszuführen wäre meines Erachtens die falsche Entscheidung.

Tun sie, was sie können, auch wenn es nicht optimal ist.

Bei den dargestellten Blocktechniken handelt es sich um Grundkonzepte, die dem Bedürfnis schlagartige Angriffe im Einsatzkontext abzuwehren gerecht werden.

In unseren Behördentrainings und Einsatztrainer Ausbildungen kommen noch weitere Konzepte zum

Einsatz, deren Darstellung hier allerdings den Rahmen sprengen würden.

Offensivtechniken

Bei aller berechtigten Sorge vor Verletzungen spielt bei der Anwendung von unmittelbarem Zwang oder aber der Ausübung von Notwehrrechten stets auch die Verhältnismäßigkeit eine Rolle.

Gefahrenabwehrrechtliche und strafprozessuale Maßnahmen (die auch bei der Verfolgung von Ordnungswidrigkeiten zulässig, beziehungsweise anzuwenden sind) müssen stets verhältnismäßig sein, da Maßnahmen sonst rechtswidrig sein können.

Die Folge können zivilrechtliche, strafrechtliche und arbeits-, beziehungsweise dienstrechtliche Folgen sein.

Mein Anliegen ist, dass sie auch in dieser Hinsicht einwandfrei handeln.

Eigensicherung bedeutet letztlich auch, dass sie ihre Arbeit so ausführen, dass die Sicherung ihrer Grundbedürfnisse und ihres Lebensstandards nicht gefährdet werden.

Gerade diese Seite der Medaille wird auch von Vorgesetzten zu oft vernachlässigt.

Insbesondere Schicht-, Einsatz oder Dienstgruppenleiter sollten beim Handeln ihrer Mitarbeiter auch stets die Fürsorge in Bezug auf diesen Bereich im Blick haben.

Schießen sie nicht mit Kanonen auf Spatzen wenn es nicht nötig ist aber halten sie sich auch nicht aus falscher Rücksicht zurück.

Wenn sie offensiv vorgehen, gilt wie in vielen Lebensbereichen der Leitsatz:

„So viel wie nötig und so wenig wie möglich"

Und achten sie vor allem darauf, dass die Art der angewandten Technik ihnen einen Vorteil bringt.

Mit anderen Worten, wenn sie nicht weiter kommen fragen sie sich einfach einmal ob die Leiter überhaupt an der richtigen Leiter steht.

Vor über zwei Jahrzehnten war ich an einer Verfolgungsfahrt beteiligt. Es gab mehrere Zusammenstöße mit Streifen- und Zivilfahrzeugen.

Mehrere Streifenfahrzeuge (darunter auch das von mir geführte) verunfallten und schließlich konnte nach einer Flucht durch mehrere Stadtteile das

Täterfahrzeug gerammt werden. Es folgte eine Flucht zu Fuß, aus Sicht des Täters leider in die falsche Richtung, nämlich in die von der sich eine große Anzahl von Unterstützungskräfte näherten.

Der Täter wurde zu Fall gebracht, wehrte sich jedoch erheblich gegen die Festnahme und wollte seine Arme nicht auf den Rücken legen, wodurch er die Fesselung vereitelte. Er erhielt mehrere Fußtritte gegen eine Partie seines Körpers, vermutlich in der Absicht, seinen Widerstand zu brechen.

Raten sie bitte, wohin er die Hände machte.

Sicher, dahin wo die Tritte gingen und das war nicht der Rücken. Durch die „gut gemeinten" Tritte wurde die Fesselung erheblich erschwert.

Sie wurden sicher nicht in feindseliger Absicht geführt, waren aber nicht geeignet um das Ziel der Einsatzkräfte, nämliche die Fesselung, zu erreichen.

Ebenso verhält es sich bei der Abwehr von Angriffen.

Als grobe Richtlinie kann ihnen dienen:

„Was gut aussieht bringt in der Regel wenig"

Selbstschutz ist nicht schön und nie optimal, der einzige Zweck von Selbstschutz ist, sie vor Verletzungen oder schlimmerem zu schützen.

Zunächst möchte ich ihnen einige besonders empfindliche Körperstellen am menschlichen Körper vorstellen.

Diese Stellen sind grundsätzlich gute Ziele wenn sie sich verteidigen müssen, aber auch hier wieder der Hinweis: Verhältnismäßigkeit beachten. Sie tragen die Konsequenzen ihres Handelns.

Schlägt ihnen ein Betrunkener auf die Hand um die Sicherstellung seiner Wodka Flasche zu verhindern sollten sie ihm keinesfalls mit den Fingern in die Augen stechen.

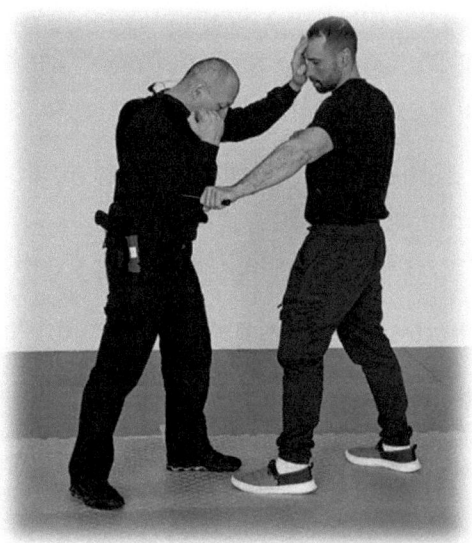

Abbildung zeigt einen Angriff mit einem Messer und einen Passivblock. Besser als im Oberkörper?

Empfindliche Körperstellen & Wirkungen

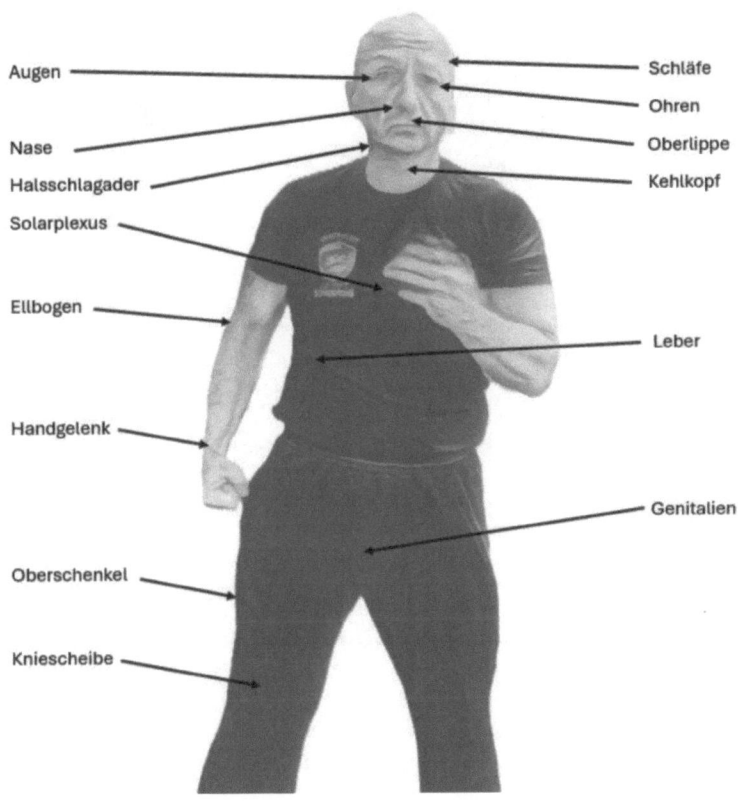

Augen

Nase

Halsschlagader

Solarplexus

Ellbogen

Handgelenk

Oberschenkel

Kniescheibe

Schläfe

Ohren

Oberlippe

Kehlkopf

Leber

Genitalien

Beidseitiger Handballenstoß (Push)

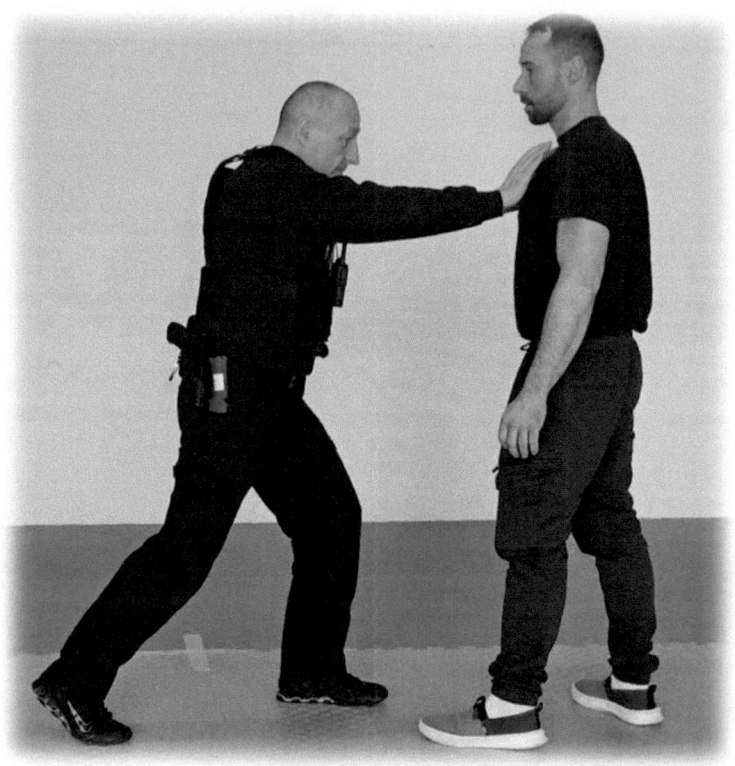

Abbildung zeigt einen beidseitigen Handballenstoß (auch: Push oder Schubsen)

Der beidseitige Handballenstoß oder auch „Push" oder ganz einfach Schubsen ist eine sehr effektive und oft unterschätzte Technik.

Wer über Erfahrung im Bereich des Vollzugsdienstes verfügt weiß, hier wird oft geschubst, natürlich nur wenn die rechtlichen Voraussetzungen vorliegen.

Der beidseitige Handballenstoß kann richtig ausgeführt eine gute Distanz zu dem angreifenden oder bedrängenden Gegenüber erzeugen.

In Kapitel 7 bin ich bereits auf das Thema Distanz eingegangen und wie wichtig Distanz für die Sicherheit von Einsatzkräften ist.

Häufig werden Schläge und Tritte häufiger geübt als einfache distanzschaffende Maßnahmen wie zum Beispiel der beidseitige Handballenstoß oder schlicht das „Schubsen" genannt.

Ausführung:

Beide Arme werden explosiv bis zur vollständigen Streckung in Richtung Ziel gestreckt. Als Ziel bietet sich der leicht zu treffende Oberkörper des Angreifers an.

Dabei machen sie einen schlagartigen Ausfallschritt nach vorne in Richtung Angreifer, um die Kraft ihres gesamten Körpers auszunutzen.

Probieren sie das aus. Sie werden überrascht von der Wirkung sein. Gut ausgeführt können sie einen Angreifer mehrere Meter von sich wegstoßen

(Abhängig von Faktoren wie Körpergewicht, allgemeine Konstitution des Angreifers, mögliche Alkoholisierung,).

Diese Abwehrhandlung ist immer verhältnismäßig bei einem Angriff. Es gibt kein milderes Mittel!

Es handelt sich also um ein mildes Mittel, das zugleich sehr effektiv ist.

Wenn sie bei der Ausführung laut schreien werden sie feststellen, dass ihr Stoß fester wird.

Sie können das am besten so trainieren, dass sie mit der Ausführung eine Verfügung erteilen, wie zum Beispiel „Stopp" oder „zurück".

Sie haben dann mehrere Fliegen mit einer Klappe geschlagen. Zum einen wird ihre Technik kraftvoller, zum anderen haben sie eine Verfügung ausgesprochen und durch die laute Interaktion Öffentlichkeit erzeugt und möglicherweise Zeugen auf ihre Situation aufmerksam gemacht.

Oft werde ich zu Beginn von Einsatztrainings gefragt: Schubsen? Im Ernst? Das soll funktionieren?

Ja sicher. Probieren sie es aus.

Neben dem Aufbau von Distanz besteht die Möglichkeit, dass der Angreifer über ein Hindernis stürzt. In diesem Fall wird er leichter zu überwältigen sein.

Wenn sie nicht wirklich einen hohen Trainingsstand in einer Kampfsportart haben, sollten sie zunächst das Schubsen einem Schlagabtausch mit Schlägen vorziehen.

Hat das Gegenüber Erfahrung im Kämpfen oder zumindest darin Schläge einzustecken werden sie Schwierigkeiten haben. Wenn sie Pech haben, gehen sie K.O. ehe der Kampf für sie richtig begonnen hat.

Das Schubsen verschafft ihnen Zeit, sich auf die Situation einzustellen. Zeit, die sie zuvor aufgrund des überraschend geführten Angriffs nicht hatten.

Zudem wissen sie im Anfangsstadium eines Angriffes nicht ob ihr Gegenüber zum Beispiel mit einer Stichwaffe bewaffnet ist.

Dann könnte mangelnder Sicherheitsabstand schwerwiegende Konsequenzen für sie haben.

Stichwaffen werden häufig nicht wahrgenommen.

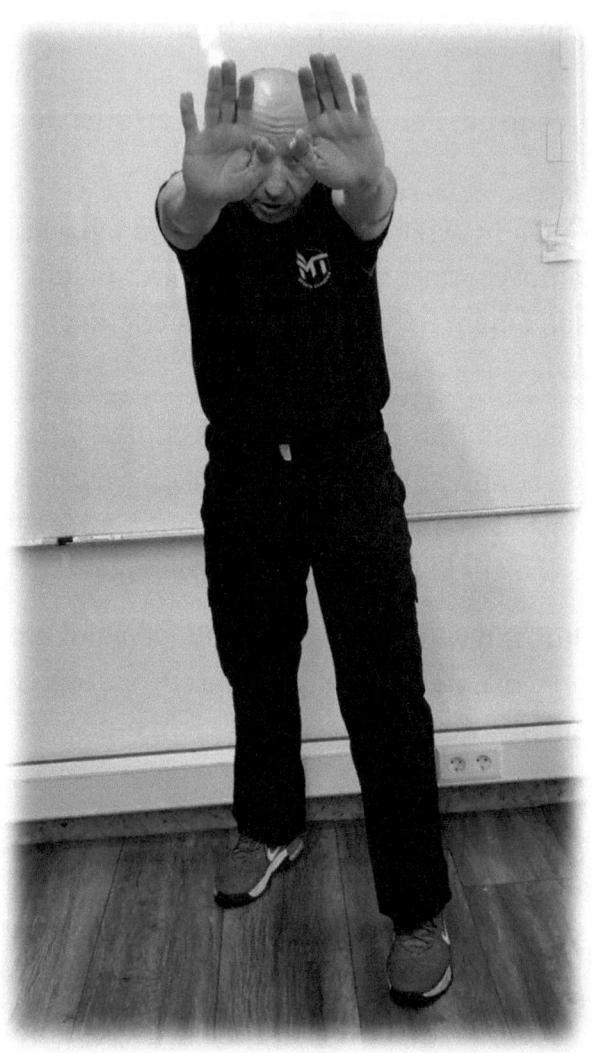

Abbildung zeigt den beidseitigen Handballenstoß aus Tätersicht. Kopf und Hals des Verteidigers sind gut geschützt.

Wie schwer Stich-, beziehungsweise Schnittwaffen wahrzunehmen sind möchte ich ihnen anhand einer Einsatzsituation, in die ich selbst vor über 20 Jahren selbst geraten bin.

Während einer nächtlichen Zivilstreife, es war mitten in der Nacht etwa gegen 02:00 Uhr, wurden mein Kollege und ich auf zwei männliche Personen aufmerksam, die an einem Fahrzeug standen. Es war im Winter. Als wir mit dem zivilen Streifenfahrzeug neben den beiden Personen stehen blieben, ergriffen diese sofort zu Fuß die Flucht in verschiedene Richtungen. Ich war Beifahrer des zivilen Streifenfahrzeuges und rannte einer Person hinterher.

Mein Kollege verfolgte mit dem zivilen Streifenfahrzeug die andere flüchtige Person.

Während der Verfolgung bemerkte ich, dass ich das Funkgerät im Streifenfahrzeug zurückgelassen hatte.

Mit meinem Mobiltelefon konnte ich über den Polizei-Notruf meine Position und die Fluchtrichtung durchgeben. Die flüchtige Person rannte über einen gefrorenen Acker. Ich selbst stürzte auf dem sehr unebenen und gefrorenen Untergrund fast mehrfach.

Der verfolgte stolperte zweimal, wodurch ich den Vorsprung, den er hatte da ich erst das Streifenfahrzeug verlassen musste, verringern konnte.

Als der verfolgte erneut stolperte und versuchte wieder aufzustehen kam ich so nah heran, dass ich ihm von hinten aus vollem Lauf mit dem Schienbein seitlich an den Oberschenkel treten konnte, wodurch es ihm nicht gelang sich vollständig aufzurichten und weiter zu flüchten. Noch halb am Boden drehte, der verfolgte sich um und fing halb geduckt an in meine Richtung zu schlagen, woraufhin ich den geflüchteten an den Schultern griff, ihm mehrere Kniestöße zum Oberkörper versetzte und ihn dann nach vorne auf den Bauch zu Boden zog. Es gelang mir, dem Festgenommenen trotz heftiger Gegenwehr Handfesseln anzulegen. Später fand ich unter dem Oberkörper des Festgenommenen ein Cuttermesser mit abgebrochener Klinge und stellte eine Beschädigung meiner Hose im Bereich der Knie fest.

Der Festgenommene hatte mit dem Cuttermesser gestochen und nicht geschlagen. Die Klinge brach offensichtlich am Knochen meines Knies ab.

Während der Auseinandersetzung oder gar vorher hatte ich das Cuttermesser nicht wahrgenommen.

Handballenstoß

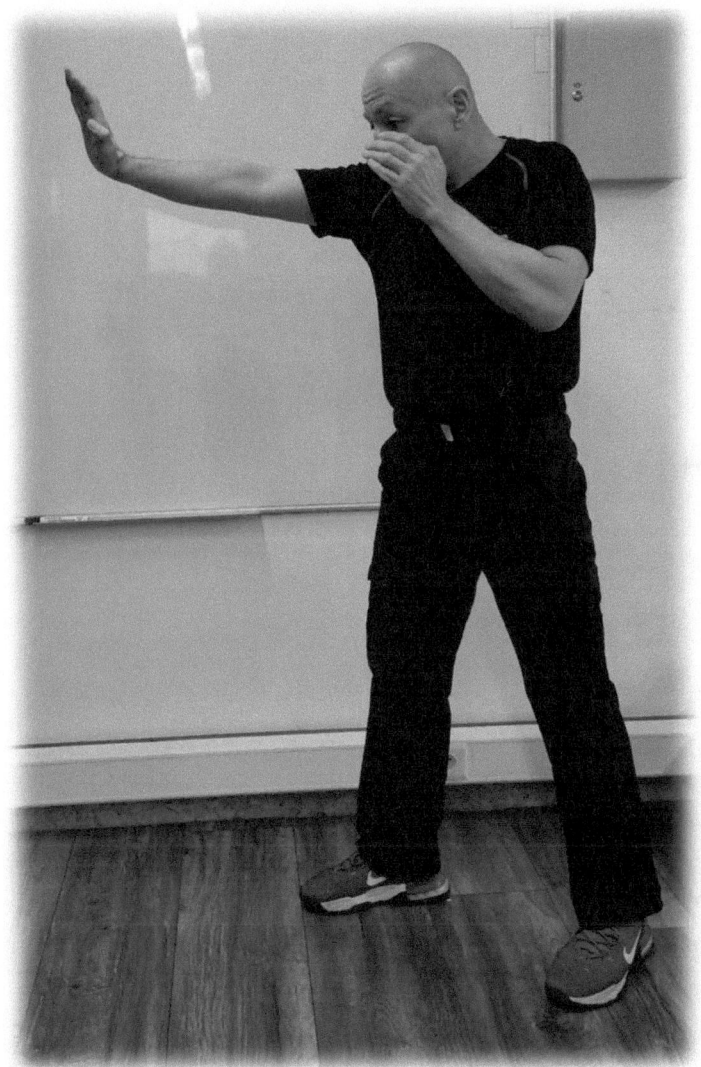

Abbildung zeigt den Handballenstoß mit der Führhand

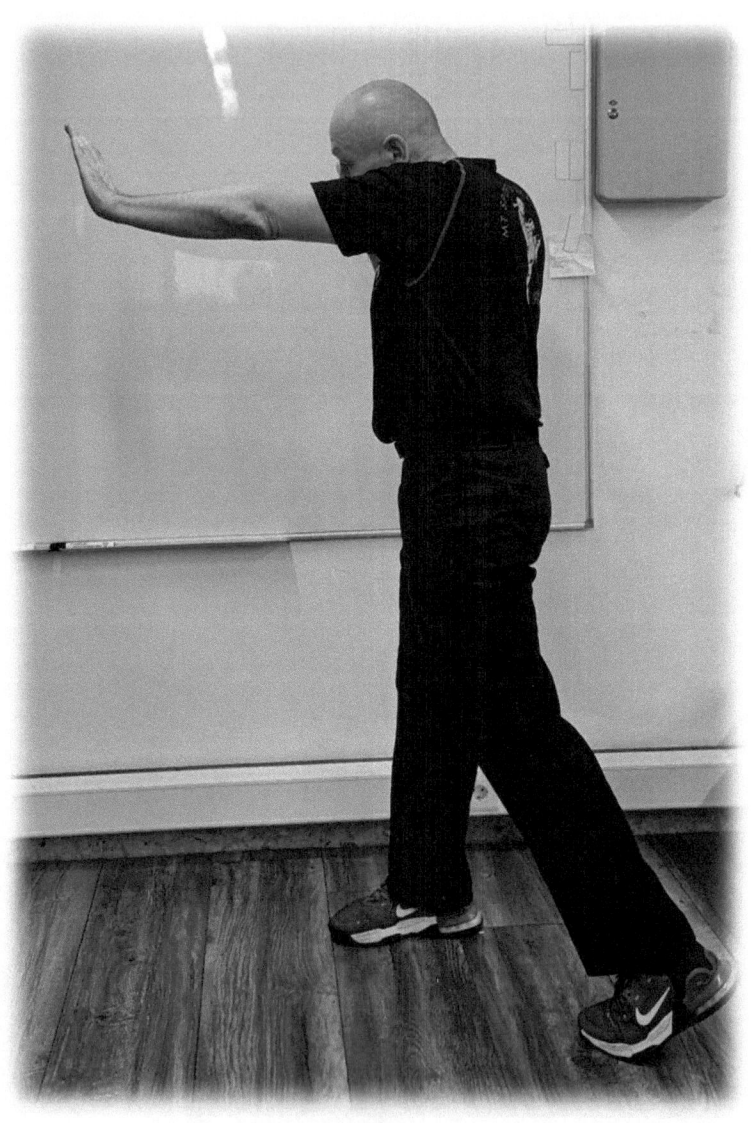

Abbildung zeigt den Handballenstoß mit der Schlaghand

Ausführung des Handballenstoßes

Aus der Verteidigungsstellung (erhobene Hände vor Kopf/Oberkörper/Hals) wird die offene Handfläche explosiv in Richtung Ziel gestreckt.

Trefferfläche ist der Handballen.

Der Körperschwerpunkt verlagert sich in Richtung Ziel auf das vordere Bein und die Schulter wird in Richtung Ziel eingedreht. Dadurch wird mehr Power generiert.

Der Handballenschlag kann mit der vorderen Hand (die sich näher zum Ziel befindet) oder mit der hinteren Hand (die weiter vom Ziel weg ist) angewendet werden.

Die Biomechanik der Schläge, beziehungsweise Stöße entspricht der Ausführung von den Boxschlägen Jab (Gerade mit der Führhand) und Cross (Gerade mit der Schlaghand).

Warum mit der flachen Hand / Handballen schlagen und nicht mit der Faust.

Die korrekte Ausführung von Faustschlägen ist sehr trainingsintensiv.

Boxer oder auch Kick- und Thaiboxer umwickeln ihre Handgelenke und Fingerknöchel mit Bandagen um sich vor Verletzungen zu schützen. Außerdem tragen sie Boxhandschuhe.

Die Verletzungsgefahr bei der Ausführung von Faustschlägen ist insbesondere aber nicht nur für Menschen mit geringem Trainingsstand sehr hoch.

Ein weiterer Nachteil: Schläge mit Harten Körperstellen führen oft zum Aufplatzen der Haut (sogenannte Cuts).

Dadurch erhöht sich das Risiko für Einsatzkräfte im weiteren Verlauf der Auseinandersetzung / Fixierung / Folgemaßnahmen mit Krankheitserregern kontaminiert zu werden.

Trefferflächen:

Treffer im Kopfbereich (Nasenbein, Jochbein, Augenbereich) eignen sich um den Angreifer zu verletzen.

Gute Treffer auf die Nase können zudem die Tränenkanäle beeinträchtigen, so dass sich im Auge des Angreifers Tränenflüssigkeit sammelt, was die Sicht beeinträchtigen kann.

Stöße (Drückbewegungen) mit dem Handballen unter das Kinn können dazu führen dass die Halswirbelsäule nach hinten überstreckt wird.

Dadurch wird die Orientierung und das Gleichgewicht des Angreifers beeinträchtigt, so dass der Angreifer gegebenenfalls auch nach hinten zu Boden gebracht werden kann.

Treffer im Körperbereich können die Distanz zum Angreifer vergrößern (auch hier wieder in Abhängigkeit zu Größe und Körpergewicht).

Treffer im Bereich des Solarplexus (Sonnengeflecht) können zu Schwindel, Übelkeit oder Bewusstlosigkeit führen. In schweren Ausnahmefällen (beim Vorliegen von Vorerkrankungen) können Treffer auch zum Reflextod führen.

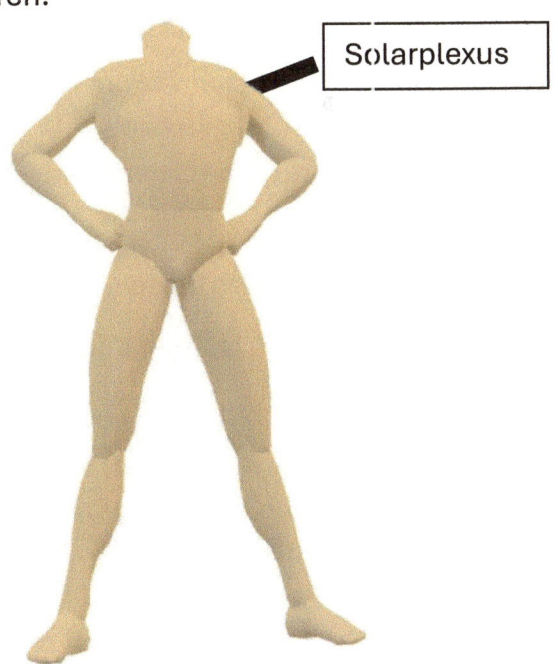

Solarplexus

Handballenschlag (Ohrfeige)

Hierzu verzichte ich auf eine bildliche Darstellung.

Der Handballenstoß ist der gradlinige (direkte) Angriff zum Zielpunkt (analog der gerade geführten Boxtechniken Jab und Cross, beziehungsweise Gerade mit der Führhand und Gerade mit der Schlaghand).

Der Handballenschlag wird wie ein Schwinger / Haken zum Zielpunkt geführt, also wie eine klassische Ohrfeige, auch gerne als „Schelle" oder „Zuhälterschelle" oder auch „Respektschelle" bezeichnet.

Als Trefferfläche bietet sich vorrangig der Kopfbereich an. Bei Handballenschlägen kann sehr viel Kraft aus der Hüftrotation des Körpers generiert werden.

Solche Schläge können sehr hart sein und den Angreifer auch K.O. gehen lassen.

Getroffen wird mit dem Handballen.

Schläge gegen Schläfe Ohr und auch den Kiefer und Kinn sind sehr effektiv. Wenn man seitlich zum Angreifer steht können auch Schläge auf die Nase Schaden verursachen.

Durch die Wucht der Schläge, die je nach Auftreffwinkel zu einer starken Kopfrotation des Angreifers führen kommt es auch nicht selten zu einem K.O.

Schläge auf die Ohren können zur Schädigung des Trommelfells führen was in der Regel starke Schmerzen mit sich bringt.

Sehr effektiv ist der sogenannte Pressluftschlag als Abwehr gegen Kontaktangriffe in der sogenannten Zero-Distanz. Beide Handflächen werden gleichzeitig auf beide Ohren geschlagen.

Diese Technik ist sehr schmerzhaft und führt zu einer Schädigung des Trommelfells. In der Regel führen solche Schläge aufgrund der enormen Schmerzen dazu, dass Kontaktangriffe aufgegeben oder Griffe zumindest gelockert werden.

Faustschläge

Natürlich können sie auch mit der Faust zuschlagen. Gute Boxtechniken sind sehr effektiv, um einen Angreifer zu bekämpfen. Vergessen sie aber dabei nicht, dass die Verletzungsgefahr für die Knöchel und Handgelenke nicht unterschätzt werden sollte.

Training von Boxtechniken führt auch dazu dass eine gute Beinarbeit, Schnelligkeit und gutes Gleichgewicht entwickelt wird.

Hartes Boxsacktraining (am besten mit Boxhandschuhen und Bandagen) unter fachlich kompetenter Anleitung kann auch dazu führen dass ihre Schläge durch Verbesserung ihrer Körpermechanik härter werden.

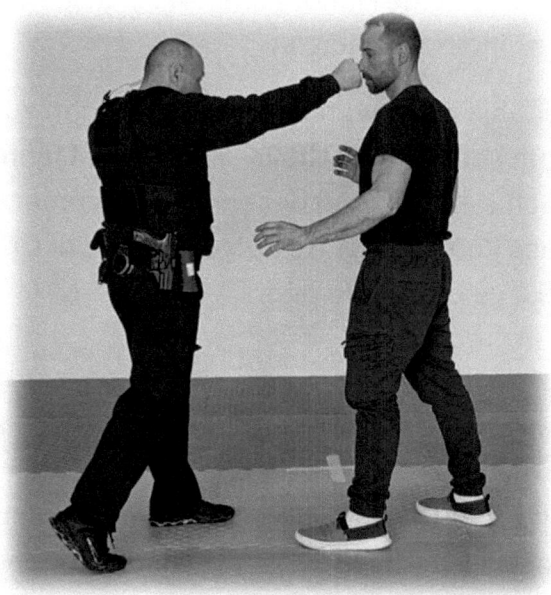

Abbildung zeigt einen geraden Faustschlag mit der Schlaghand

Diese Verbesserung betrifft dann auch Schläge mit der flachen Hand (Handballenstöße und Schläge), da ihnen das gleiche Bewegungsmuster zugrunde liegt.

Eine gute Alternative sind auch Hammerfaustschläge.

Tritttechniken

Wenn sie nicht wirklich ein hohes Trainingslevel haben bleiben sie mit beiden Beinen auf dem Boden, sonst laufen sie Gefahr zu stürzen und das wäre in einer Auseinandersetzung sehr gefährlich.

Im Nahbereich (Close Quarter oder auch Infight Distanz) sind Ellenbogen und Knie, sowie auch der Kopf (Kopfnuss) sehr effektive Waffen.

Weitere Techniken und Technikabfolgen werden in einem speziellen Buch veröffentlicht, da es hier um die allgemeine Thematik Eigensicherung geht.

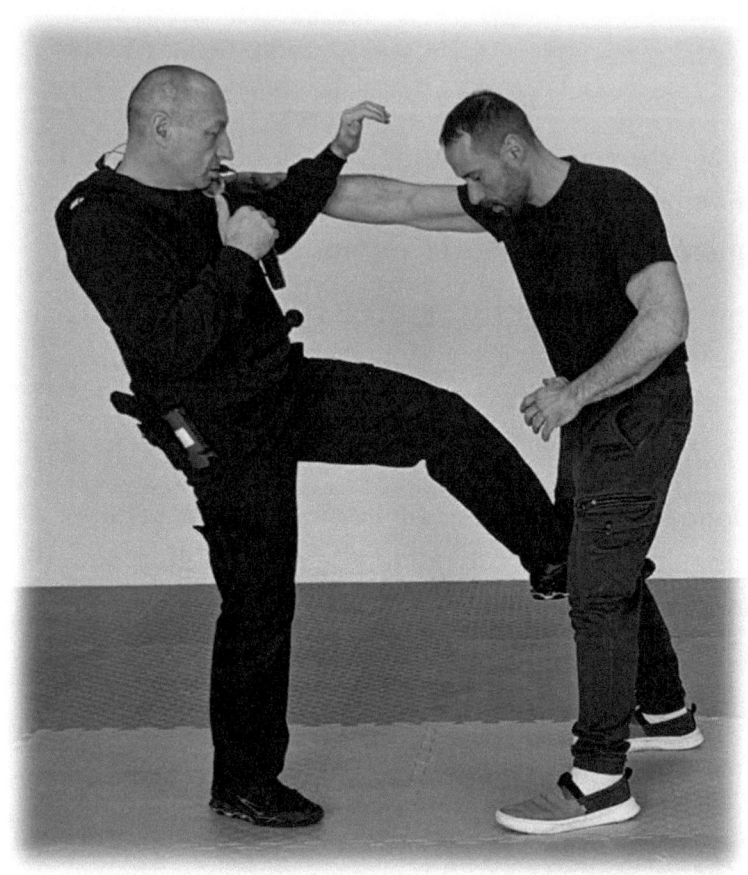

Abbildung zeigt eine Outside Defense, oder aber auch Unterarmblock mit einem Fußtritt in die Genitalien als Konter. Die Genitalien sind schwerer zu treffen als sie vielleicht denken!

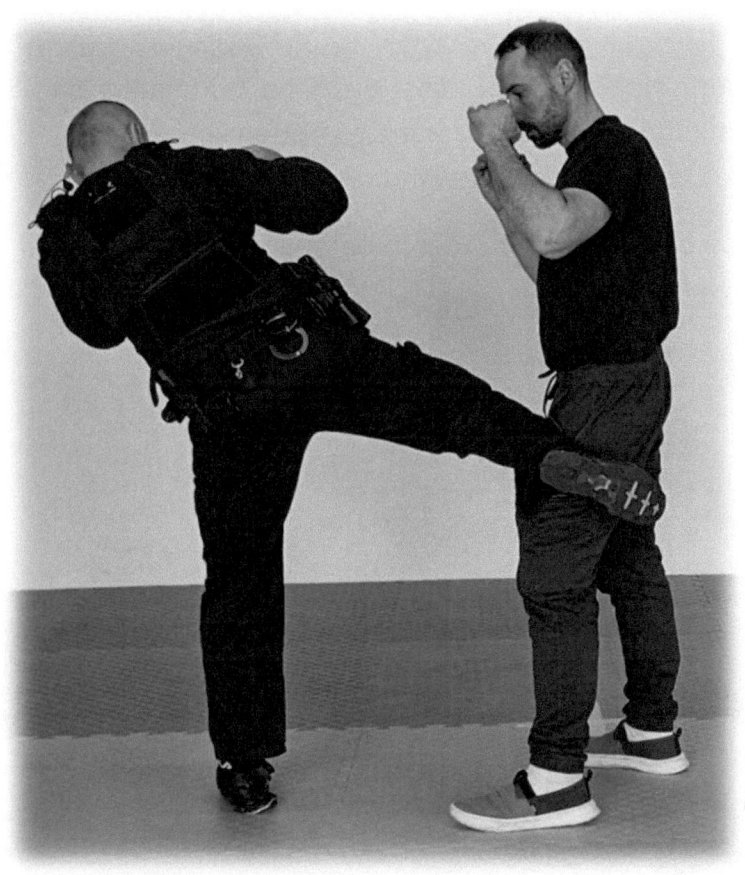

Abbildung zeigt einen sogenannten Lowick,
ausgeführt mit dem Schienbein, eine sehr effektife
Technik aber sehr trainingsintensiv

Verteidigung aus der Bodenlage

Wenn sie während Einsatzlagen, bei Widerständen oder durch gezielte Angriffe zu Boden gebracht werden ist das sehr gefährlich.

Von oben kann das Gegenüber mit viel mehr Kraft auf sie einwirken.

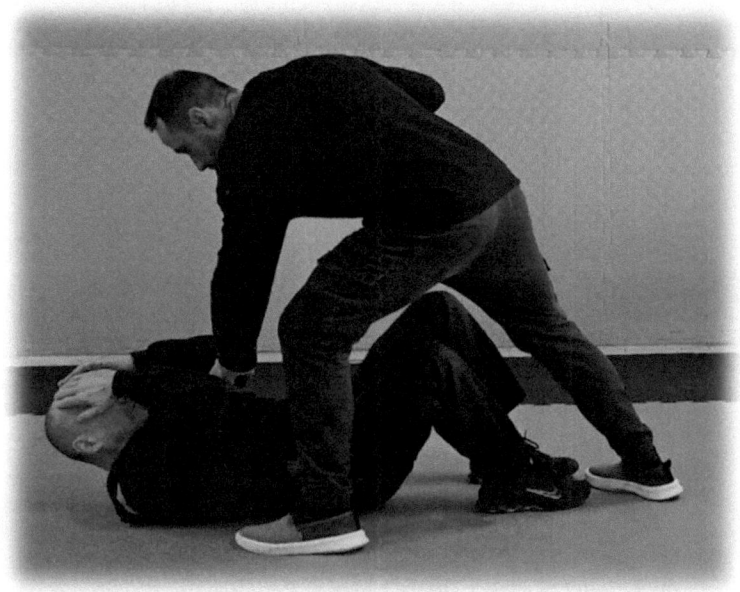

Abbildung zeigt einen Angriff auf eine am Boden liegende Einsatzkraft. Hier wollen sie nicht hin.

Ein tragisches Beispiel eines massiven Übergriffs auf eine am Boden liegende Einsatzkraft ist das des französischen Gendarmen Daniel Nivel.

Daniel Nivel wurde in Ausübung seines Dienstes im Rahmen von Fan-Ausschreitungen im Zusammenhang mit der Fußball-Weltmeisterschaft 1998 in Lens (Frankreich) lebensgefährlich verletzt.

Zwar überlebte er die Tat, musste aber sein weiteres Leben im Rollstuhl verbringen. Zudem war er auf einem Auge blind, konnte nichts mehr riechen und schmecken.

Neben Schlägen und Tritten versetzten ihm mehrere Personen Schläge mit Holzlatten und Gewehraufsätzen aus Metall. Folge waren unter anderem massive Schädelverletzungen.

Rechnen sie nicht mit Gnade, wenn sie getroffen werden und zu Boden gehen. Sie müssen verstehen, dass sie sich am Boden liegend in Lebensgefahr befinden, wenn sie angegriffen werden.

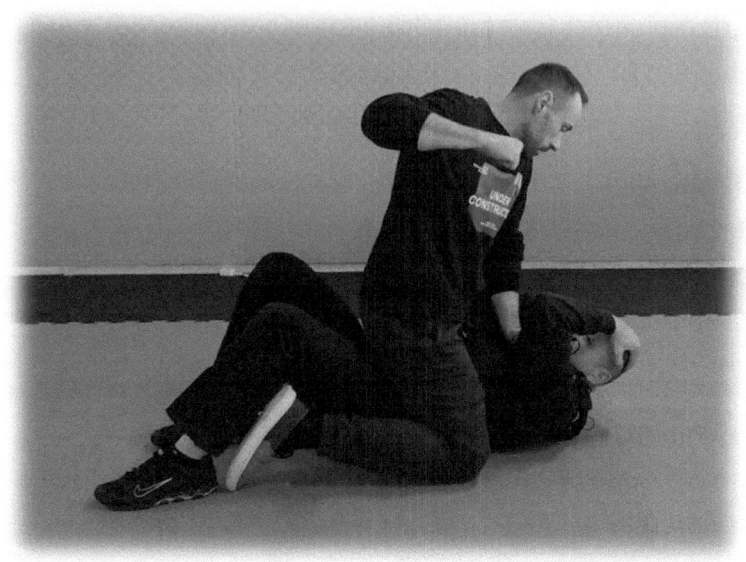

Abbildung zeigt einen Angreifer, der auf einer Einsatzkraft sitzt und ausholt um nach unten in Richtung Kopf der Einsatzkraft zu schlagen.

Sich am Boden zu bewegen ist sehr viel schwieriger, insbesondere mit dem Einsatzgürtel und der Schutzweste.

Sie können Teile der Ausrüstung verlieren und ihr Gegenüber kann sich schneller und effektiver bewegen wenn es noch steht.

Sie können auch ohne direkte Fremdeinwirkung beim Rückwärts gehen stolpern und zu Boden fallen.

Sie müssen so schnell wie möglich vom Boden aufstehen.

Ich selbst ging schon während einem Einsatz zu Boden (halb freiwillig), weil ich das Gegenüber am Boden unter Kontrolle bringen und fesseln wollte.

Dabei hatte ich neben der Gegenwehr des damaligen Beschuldigten das Problem, dass seine Begleiter auf mich eintraten und versuchten, mich von ihm weg zu ziehen.

Als ich merkte dass ich ihn durch die Angriffe seiner Begleiter nicht sicher am Boden fixieren konnte ließ ich ihn los um vor ihm auf den Beinen zu sein.

Das war eine gute Entscheidung, da er gleich auf mich losstürmte. Er war ziemlich sauer und hätte er es geschafft, sich vor mir vom Boden zu erheben hätte er sicher alles gegeben um mich schwerer zu verletzen. So gelang es mir, ihn mit einem Fußtritt zum Oberkörper auf Distanz zu halten.

Daraufhin ergriff er „gedeckt" durch seine Begleiter, die noch immer auf meinen Kollegen und mich einwirkten, die Flucht.

Zum damaligen Zeitpunkt war ich als Ju-Jutsu Kämpfer gut mit Bodenkampftechniken vertraut und auch konditionell auf einem guten Level.

Trotzdem kann ich ihnen sagen, auf der Straße auf dem Boden zu kämpfen ist kein Spaß. Sie werden sich verletzen und mindestens Schürfwunden und ordentliche Prellungen erleiden, schon alleine aufgrund der Bodenbeschaffenheit.

Es ist etwas völlig anderes als Bodenkampf auf einer Matte in geschützter Atmosphäre (unter Aufsicht) und in bequemer Sportkleidung.

Konditionell ist das ein völlig anderes Level. Ich empfehle ihnen im Rahmen des Einsatztrainings mit voller Ausrüstung und Bekleidung inclusive Schutzweste ab und zu Bodenkampf zu trainieren.

Neben dem Erfordernis, sich auch damit zu beschäftigen, wie man fällt und sich dabei möglichst wenig Verletzungen zuzieht (Fallschule) ist mein bester Rat, versuchen sie schnell vom Boden aufzustehen, wenn das nicht unmittelbar möglich ist schützen sie auf jeden Fall den Kopf vor Schlägen und Tritten.

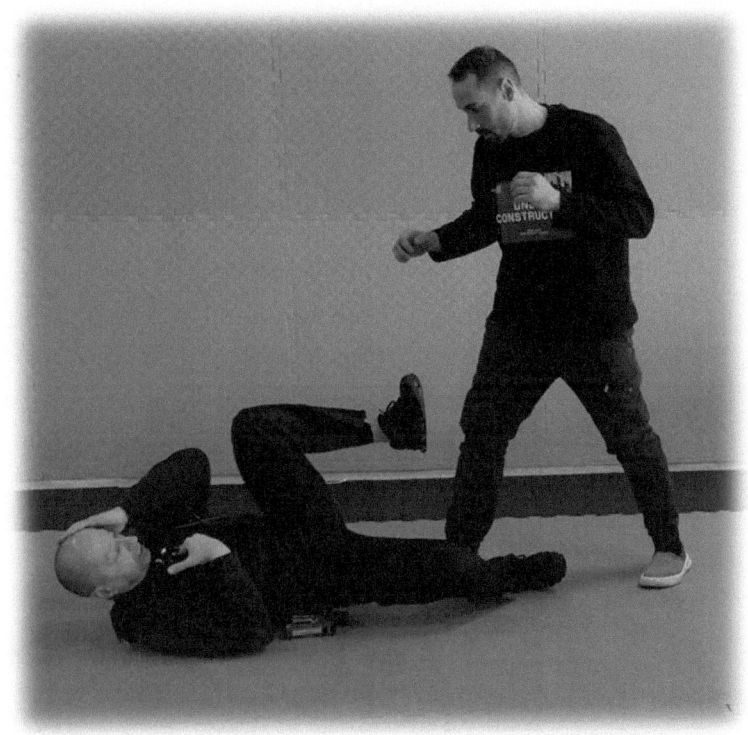

Abbildung zeigt einen stehenden Angreifer vor einer am Boden liegenden Einsatzkraft.

Tipps:

- Legen sie ihren Kopf nicht auf dem Boden ab, das schützt sie vor Verletzungen durch Steine, Glasscherben, ...
- Durch das Anheben ihres Oberkörpers und der Schultern vom Boden werden ihre Bauchmuskeln angespannt. Dadurch haben sie eine bessere Körperspannung und können sich effektiver verteidigen.
- Winkeln sie beine an, lassen sie sie keinesfalls ausgestreckt auf dem Boden liegen.
Einen Fuß können sie am Boden aufgestellt lassen, um Richtungswechsel und Bewegungen am Boden zu unterstützen, den anderen ziehen sie an (als Schutz ihres Genitalbereichs und um nach dem Angreifer zu treten).
- Stören sie den Angreifer mit Fußtritten. Möglicherweise schaffen sie es, dass er kurz zurück geht, weil sie ihn mit einem Tritt an den Beinen, Schienbeinen oder Knie oder sogar im Unterleib treffen. In diesem Fall nutzen sie die Zeit, um schnell aufzustehen.
- Schützen sie die ganze Zeit am Boden und auch beim Aufstehen ihren Kopf

Auf die Fallschule und Bodenkampftechniken, mit denen sie sich befreien können, gehen wir in diesem Buch nicht ein.

In einem separaten Buch über die Planung und Durchführung von Einsatztrainings werden wir uns mit diesen Thematiken beschäftigen.

Kapitel 11

Die Handfessel

Hilfsmittel der körperlichen Gewalt

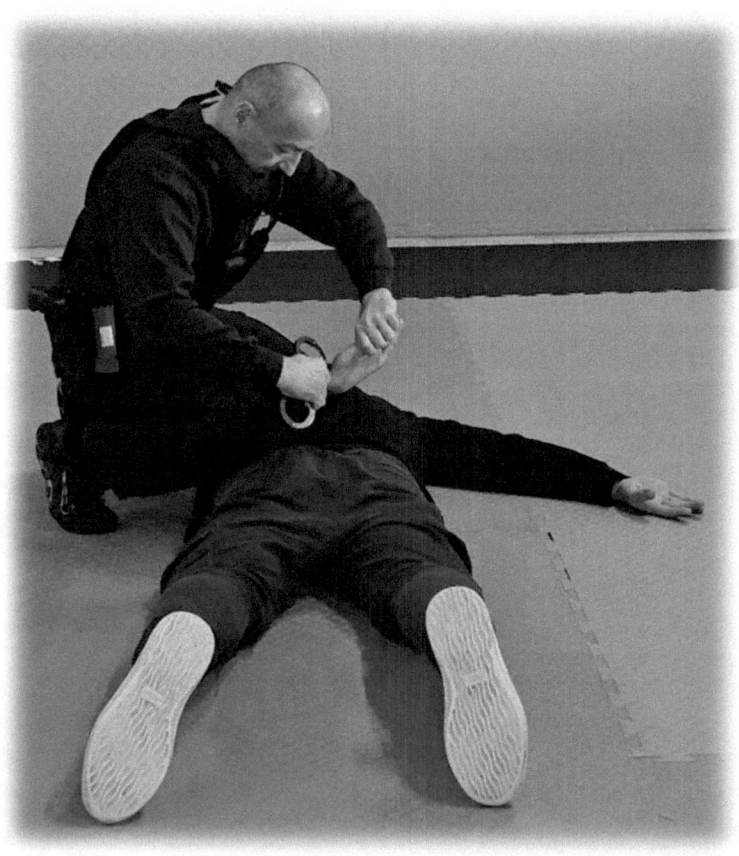

Sinn und Zweck der Handfessel ist, die Bewegungsfähigkeit von Personen zu beschränken.

Dadurch soll in der Regel eines der folgenden Ziele erreicht werden:

- Die Möglichkeit einer Person, Widerstand gegen die Durchführung von Maßnahmen zu leisten soll reduziert, beziehungsweise eingeschränkt werden.

- Die Möglichkeit, Einsatzkräfte gezielt anzugreifen soll reduziert, beziehungsweise eingeschränkt werden.

- Die Möglichkeit andere Personen anzugreifen soll reduziert, beziehungsweise eingeschränkt werden.

- Die Möglichkeit, sich Maßnahmen durch Flucht zu entziehen soll reduziert, beziehungsweise eingeschränkt werden.

- Die Möglichkeit, sich selbst Verletzungen zuzufügen soll eingeschränkt werden.

Die rechtlichen Voraussetzungen zum Anlegen von Handfesseln regeln die Polizeigesetze der Länder, beziehungsweise die Gesetze in denen die Rahmenbedingungen für die Ausübung von unmittelbarem Zwang geregelt sind.

Die Voraussetzungen sind in den Bundesländern ähnlich und orientieren sich an dem vorausgehend vorgestellten Zwecken, die eine Fesselung erforderlich machen.

Folgende Grundsätze sind bei der Fesselung zu beachten.

- Prüfen sie vor Beginn der Fesselung ob die rechtlichen Voraussetzungen vorliegen. Sie werden mit aller erforderlicher Konsequenz nur Maßnahmen durchführen, wenn sie selbst von der Rechtmäßigkeit überzeugt sind. Wenn sie selbst sich über die Rechtmäßigkeit nicht im Klaren sind werden sie im Falle von Gegenwehr zögern und damit auf den wichtigen taktischen Vorteil der moralischen und rechtlichen Rechtfertigung verzichten.

- Tragen sie die Handfessel immer an der gleichen Stelle, damit sie routiniert feste Bewegungsmuster abrufen können.

- Nehmen sie die Handfessel erst in die Hand, wenn der Arm, der gefesselt werden soll unter Kontrolle ist, da sie sonst im Falle von Widerstandshandlungen die Handfessel behindert.

- Bringen sie das Gegenüber in eine instabile Position, so dass sie im Falle von Widerstandshandlungen mit einem Gleichgewichtsvorteil arbeiten können.

- Leistet das Gegenüber Widerstand empfehle ich grundsätzlich, das Gegenüber zu Boden zu bringen und die Fesselung in Bauchlage durchzuführen.

- Die meisten Menschen sind Rechtshänder. Deswegen empfehle ich die Regel „Rechts vor Links" zu beachten. Bringen sie zuerst den vermeintlich stärkeren Arm unter Kontrolle

- Öffnen sie nicht den Bügel vor dem Anlegen der Handfessel. Legen sie die Handfessel an das Handgelenk und drücken sie den Bügel mit genügend Druck über den Knochen über dem Handgelenk, so dass er alleine einrastet, ohne dass sie umgreifen und nachschieben müssen.

- Schlagen sie nicht mit der Handfessel auf das Handgelenk, das kann Widerstand gegen ihre Maßnahme „provozieren".

- Machen sie vor der Fesselung das Handgelenk frei (schieben sie zum Beispiel den Ärmel einer Jacke hoch falls dieser beim Fesseln stören könnte.

- Wenn möglich kommunizieren sie mit dem Gegenüber. Dieses verfügt möglicherweise nicht über Erfahrung in entsprechenden Personen. Sagen sie deutlich, was sie erwarten und was sie tun werden.

- Fesseln sie grundsätzlich Handrücken an Handrücken.

- Wenn erhöhte Fluchtgefahr besteht legen sie die Handfessel ggfls. Als Stapelfesselung an.

- Arretieren sie die Handfessel falls möglich nach dem Anlegen.

- Eine Fesselung ersetzt keine Durchsuchung.

- Rechnen sie auch bei gefesselten Personen mit Angriffen gegen Einsatzkräfte.

Kapitel 12

Reizstoffsprühgerät

(RSG, Pfefferspray)

Bei dem Reizstoffsprühgeräten, kurz RSG, die bei den kommunalen Polizei- und Ordnungsdiensten im Einsatz sind handelt es sich um Waffen im Sinne des Waffengesetzes.

Bei dem verwendeten Reizstoff handelt es sich um Oleoresin Capsicum (kurz OC) und verwandte Stoffe (Pfefferspray). Näheres regelt die Technische Richtlinie (TR) Reizstoff-Sprühgeräte

In der Lehre der Verhältnismäßigkeit wird das Pfefferspray nach gängiger Rechtsauffassung als milderes Mittel zum Einsatz von Hieb- und Stoßwaffen (Schlagstöcken) gesehen, da die verursachten Verletzungen in der Regel von kurzer Dauer (Vorübergehende Schmerzen, Haut- und Schleimhautreizung) sind.

Durch Hieb- und Stoßwaffen verursachte Verletzungen sind in der Regel schwerwiegender.

Die Wirkung von Pfefferspray

Dies ist ein Buch für Praktiker. Ich beziehe mich hier bei der Schilderung der Wirkungsweise auf meine persönliche Einsatzerfahrung.

Das RSG in seiner aktuellen Form ist ein gutes Einsatzmittel.

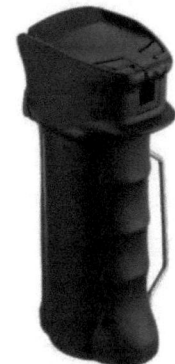

Abbildung eines

modernen RSG

Aber:

Rechnen sie nicht damit, dass ihr Gegenüber Gegenwehr oder Angriffe sofort einstellt wenn er getroffen wurde.

Alkohol- oder Drogenkonsum aber auch psychische Ausnahmesituationen können den Eintritt der Wirkung verzögern. Möglicherweise zeigt das Gegenüber überhaupt keine Wirkung.

In den allermeisten Fällen in denen ich das RSG einsetzte hatte es eine zufriedenstellende Wirkung (gemessen an meiner Erwartungshaltung).

Pfefferspray habe ich stets als „Schockmittel" eingesetzt und diesen Zweck erfüllt es in der Regel gut.

Nach dem Einsatz ist es in der Regel trotzdem erforderlich das Gegenüber Boden zu bringen und zu fixieren.

Der Einsatz verschafft in der Regel aber etwas Zeit um im Falle eines Angriffs des Gegenübers situationsangemessen zu agieren.

Besondere Vorsicht ist meiner Erfahrung nach geboten wenn das Gegenüber Gegenstände in der Hand hat und von Pfefferspray getroffen wurde.

Die Bewegungen des mit Pfefferspray kontaminierten Gegenübers sind unberechenbar und schwer vorherzusagen.

Kalkulieren sie diesen Umstand mit ein. Gegebenenfalls können durch Richtungswechsel des kontaminierten Gegenüber Unbeteiligte gefährdet werden.

Überschätzen sie nicht die Wirkung von Pfefferspray, sehen sie es als Hilfe, als „Schock" für das

Gegenüber. Stellen sie sich darauf ein, dass trotz Einsatz vom Pfefferspray einfache körperliche Gewalt erforderlich ist um das Gegenüber zu überwältigen / zu fixieren.

Es kann auch möglich sein, dass die Wirkung ausbleibt oder stark verzögert einsetzt und sie eine andere Waffe einsetzen müssen. Trainieren sie auch dieses Szenario.

Einsatz des Pfeffersprays

Wenn sie Pfefferspray einsetzen möchten, müssen wir uns zunächst noch einmal die Distanzen im Kontext vollzugspolizeilicher Tätigkeiten ansehen.

Im 2-Schritt Bereich (roter Bereich der Selbstschutz-Distanz-Ampel), der in etwa 1,5 Metern Abstand zum Gegenüber liegt bringt das RSG keinen Nutzen im Falle eines überraschenden Angriffs. Das RSG kann nicht rechtzeitig in Anschlag gebracht und ausgelöst werden.

Im 5-Schritt Bereich (gelber Bereich der Selbstschutz-Distanz-Ampel), der in etwa 3,75 Meter Abstand zum Gegenüber liegt ist es bei guter Aufmerksamkeit möglich, das RSG aus der „Trageweise" in Anschlag zu bringen.

Es ist unwahrscheinlich, einen aus dieser Distanz geführten Angriff durch die Anwendung des RSG zu stoppen.

Erst im 10-Schritt-Bereich ist es möglich, das RSG aus der „Trageweise" in Anschlag zu bringen und es so einzusetzen, dass Trefferwirkung eintritt, die dazu führen **kann** den Angriff zu stoppen.

Wie oft befinden sie sich im Rahmen ordnungspolizeilicher Maßnahmen in der 10-Schritt-Distanz?

Das ist sehr selten bis nie der Fall.

Um so wichtiger ist es den Abstand während der Durchführung von Maßnahmen zu überprüfen und ständig anzupassen.

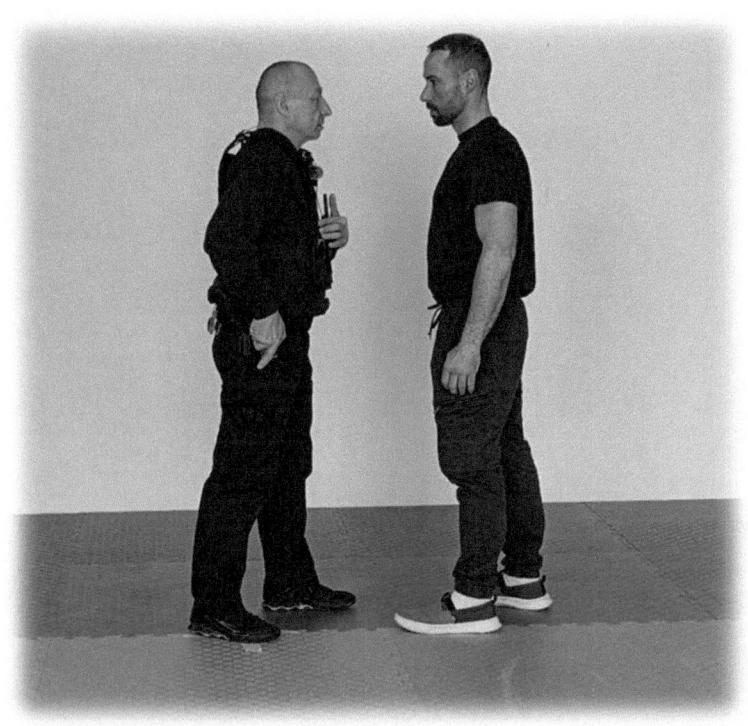

Abbildung zeigt den Griff zum RSG in Nahdistanz.

Das RSG ist so nicht einsetzbar

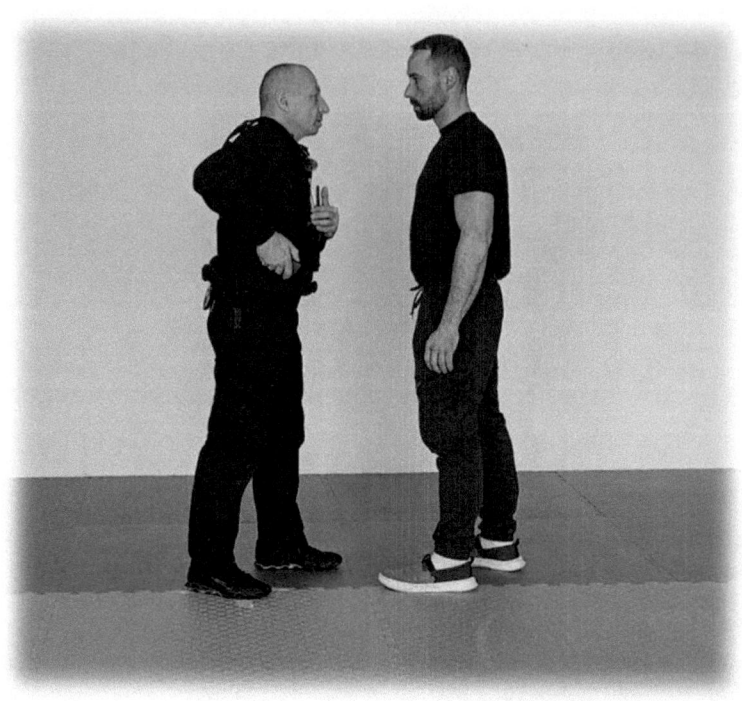

Abbildung zeigt die Einsatz, mit bereits vom Einsatzgürtel gelösten RSG. Ein effektiver Einsatz des RSG ist in dieser Reichweite trotzdem nicht möglich.

Ich sage keinesfalls dass das RSG nutzlos ist, aber überschätzen sie ihre Ausrüstung nicht.

Ihr Wissen, ihre Erfahrung und ihre Kompetenzen sind wichtiger als ihre Bewaffnung.

Mit der Distanzproblematik möchte ich auf zwei wesentliche Punkte hinweisen:

- Abwehrtechniken, die nicht auf der Benutzung von Bewaffnung beruhen sind wichtiger als Hilfsmittel und Waffen (siehe auch Vitalpyramide von John „Lofty" Wiseman

- Wenn sie Einsatzmittel und Waffen, wie das RSG einsetzen möchten müssen sie über einen hohen Trainingsstandard verfügen, um ihre Reaktionszeit zu verkürzen und die Abläufe vor der Auslösung verbessern

Der richtige Einsatz des RSG

- Tragen sie das RSG immer an der gleichen Stelle (Trageweise). Das führt dazu dass sie beim Ziehen und in Anschlag bringen des RSG nicht nachdenken müssen und dadurch wichtige Zeit verlieren oder aber zur falschen Stelle greifen.

Auch hier spreche ich aus Erfahrung. In der Zeit, in der ich Mitglied des ehemaligen Sonderkommando Süd der Frankfurter Polizei gab es eine Zeit, in der ich die Trageweise wechselte.

Zu dieser Zeit nutzte ich neben dem Gürtelholster zur verdeckten Trageweise auch ein Schulterholster zu bestimmten Anlässen und eine gewisse Zeit trug ich meine SIG-Sauer P6 auch in einer taktischen Bauchtasche.

Es passierte mir tatsächlich einmal, dass ich meine Waffe aus dem Holster ziehen wollte, diese sich aber in der Bauchtasche befand.

Danach nutzte ich nur noch das Standardgürtelholster in der verdeckten Trageweise.

- Sichern sie ihr RSG mit einer Sicherungsleine gegen Verlust (Zwangsmittelwechsel)

Jetzt das Allerwichtigste:

Trainieren sie den Einsatz ihres RSG!

Die Unterweisung / Ausbildung reicht in der Regel nicht aus um das RSG effektiv einzusetzen.

Ich empfehle, das RSG mit der starken Hand zu nutzen, sind sie also Rechtshänder, dann tragen sie es an der rechten Seite.

Ihr „schwacher" Arm / ihre schwache Hand ist frei und kann Abwehrbewegungen ausführen.

Falls sie von dem RSG auf den TKS wechseln, oder auf einfache körperliche Gewalt kann ihr „Deckungsarm" weiter Schutz und Blockbewegungen ausführen.

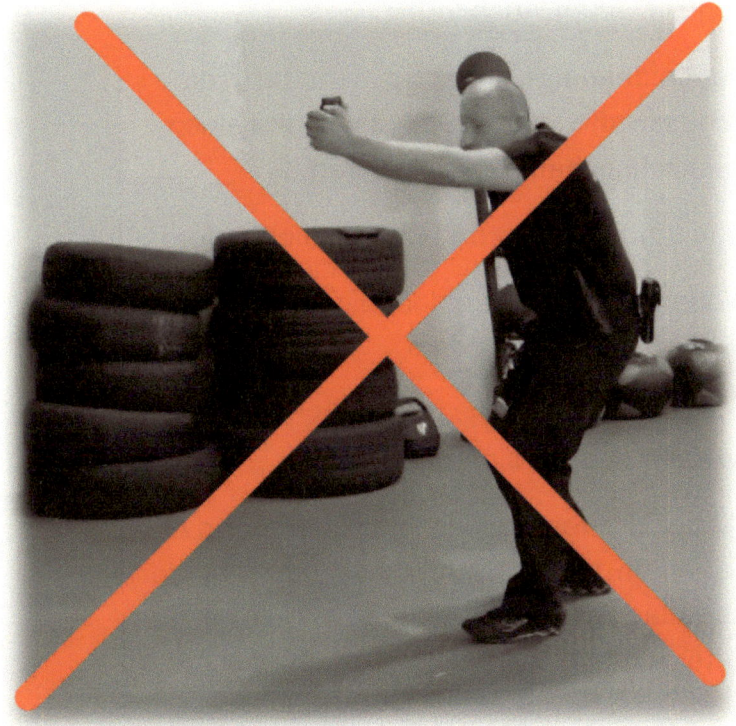

Abbildung zeigt die Benutzung eines RSG im beidhändigen Anschlag

Die vorstehende Abbildung zeigt die Anwendung eines RSG im beidhändigen Anschlag.

Nach wie vor wird dieser Anschlag teilweise unterrichtet.

Warum das so ist kann ihr mir wirklich nicht erklären.

Diese Art des Anschlages stammt aus der Schusswaffen-Ausbildung.

Der beidhändige Anschlag dient dazu, die Schusswaffe, die bei Schussabgabe einen Rückschlag hat, zu stabilisieren.

Eine Stabilisierung des RSG ist nicht erforderlich.

Wenn sie das RSG beidhändig halten, verschwenden sie wertvolle Ressourcen.

Im Falle eines schlagartigen Angriffs benötigen sie die zweite Hand um sich zu schützen.

Mit der zweiten (freien) Hand können sie Angriffe abwehren, zum Beispiel Griffansätze mit der Handfläche verhindern oder Schläge mit dem Unterarm blocken.

In der folgenden Abbildung sehen sie, wie sich eine Verkettung von mehreren Fehlern zu schwerwiegenden Problemen führen kann.

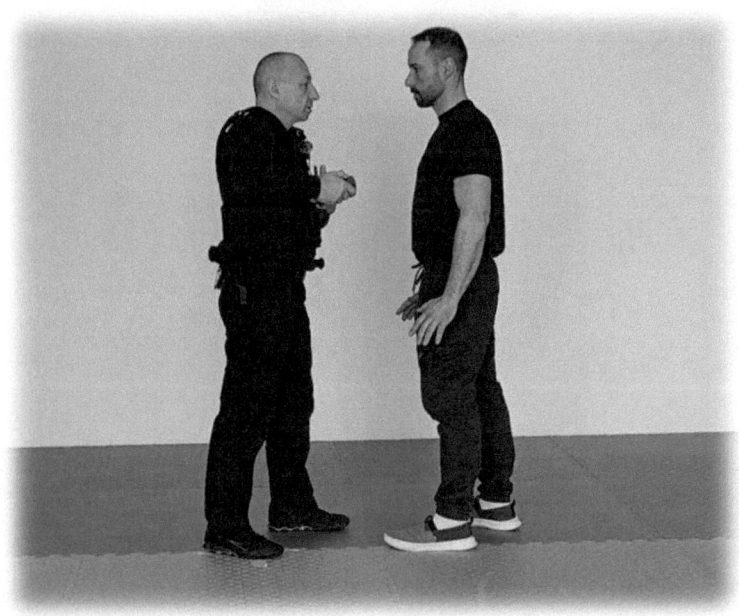

Abbildung zeigt die Einsatzkraft in zu geringem Sicherheitsabstand zum Gegenüber. Das RSG wird mit beiden Händen gehalten. Die Einsatzkraft ist Angriffen wehrlos ausgesetzt

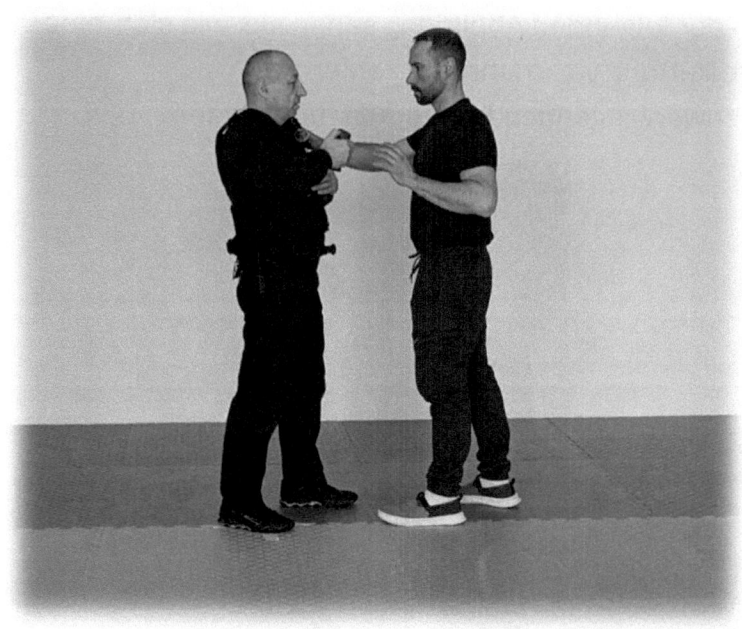

Abbildung zeigt einen Griffansatz des Gegenübers. Zu wenig Sicherheitsabstand und der beidseitige Griff am RSG führen dazu, dass keine Abwehrbewegung eingeleitet werden kann.

Anhand des folgenden Bildes erkennen sie die Problematik sehr gut. Das Bild enthält eine dynamischere Darstellung.

Der Angreifer (links im Bild) greift mit der linken Hand in Richtung des Armes der Einsatzkraft.

Diese wäre einem weiteren Angriff mit der rechten Hand schutzlos ausgeliefert.

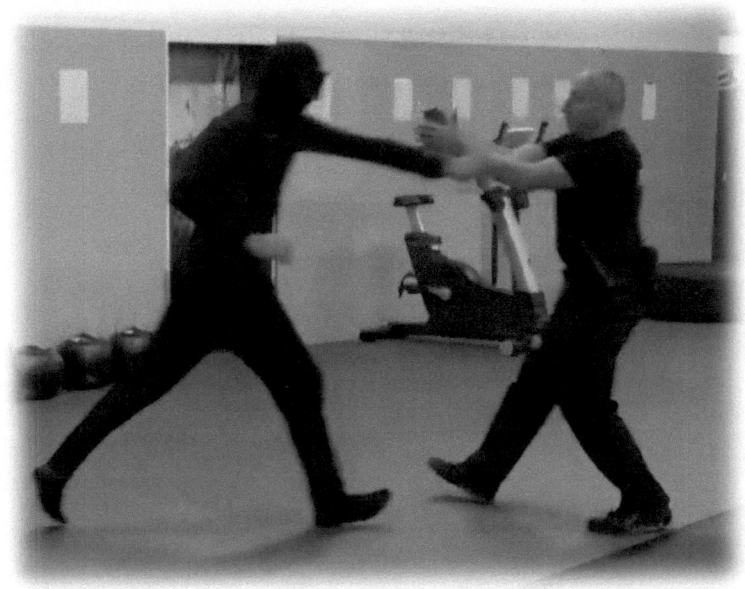

Ich verweise in jedem Teilbereich des Buches erneut auf die Thematik Distanz.

Damit versuche ich, bei Einsatzkräften nachhaltig ein gutes Bewusstsein für das Thema Distanz zu schaffen.

Dabei ist mir sehr wohl aus Erfahrung bewusst wie schwer es im täglichen Dienst ist, einen „sicheren" Abstand zu halten.

Verweilen sie immer nur so lange im unmittelbaren Nahbereich wie es erforderlich ist, also zum Beispiel, um ein Ausweisdokument entgegenzunehmen.

Zur Prüfung der Dokumente nehmen sie bitte wieder einen größeren Sicherheitsabstand ein.

Dadurch reduzieren sie Tatgelegenheiten für Übergriffe.

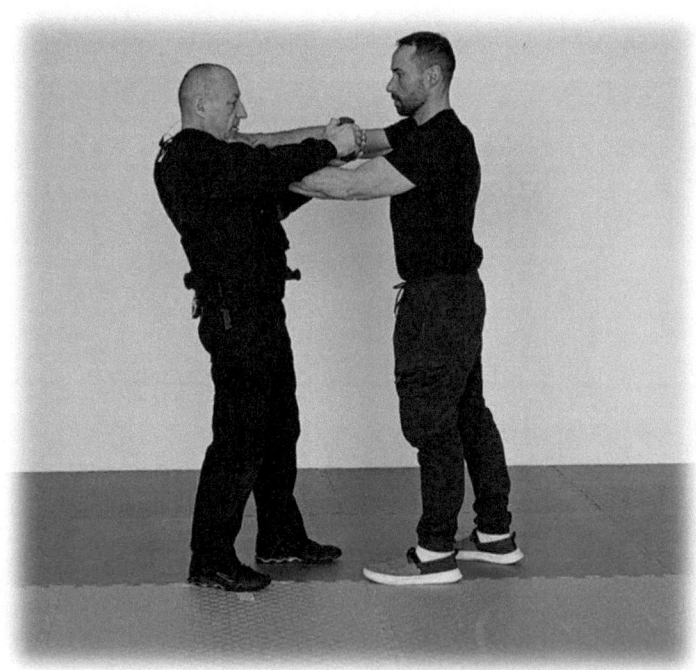

Vorstehende Abbildung zeigt einen Kontaktangriff mit beiden Händen, wobei die Einsatzkraft das RSG in Händen hält.

Das RSG in den Händen kann störend sein.

Wenn sie körperlich stark unterlegen sind können sie auch wenn sie gegriffen wurden versuchen einen Sprühstoß aus dem RSG abzugeben. Möglicherweise gelingt es ihnen dann leichter, sich zu befreien.

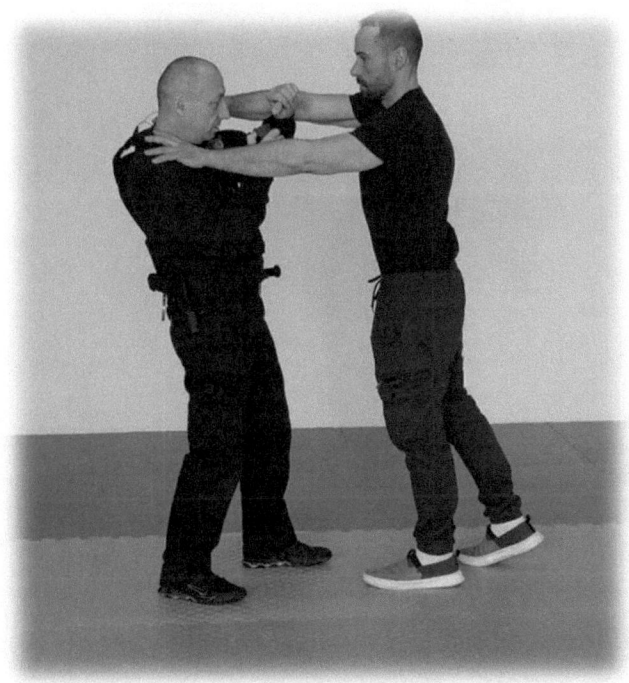

Abbildung zeigt einen Block mit der freien Hand

So geht es auch. Auf dem vorstehenden Bild sehen sie die Einsatzkraft, die das RSG mit einer Hand hält.

Angriffe können mit dem freien Arm abgewehrt werden.

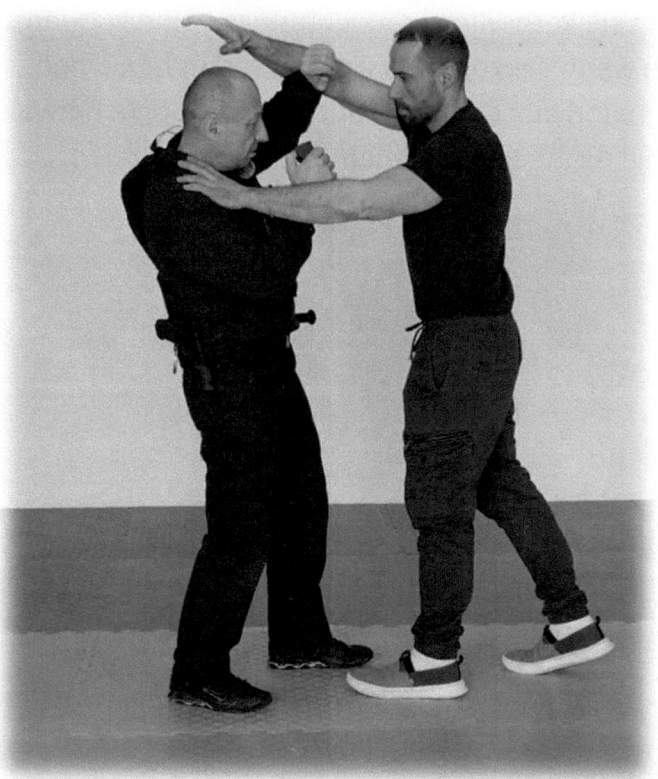

Abbildung zeigt die gleiche Situation, wobei der Angriff in einem anderen Winkel erfolgt, beziehungsweise früher abgewehrt werden kann.

Auf der folgenden Abbildung ist ein besserer Sicherheitsabstand gegeben. Sollte das Gegenüber sich sehr schnell nähern und zum Angriff übergehen können sie sich nicht mit der freien Hand / dem freien Arm verteidigen.

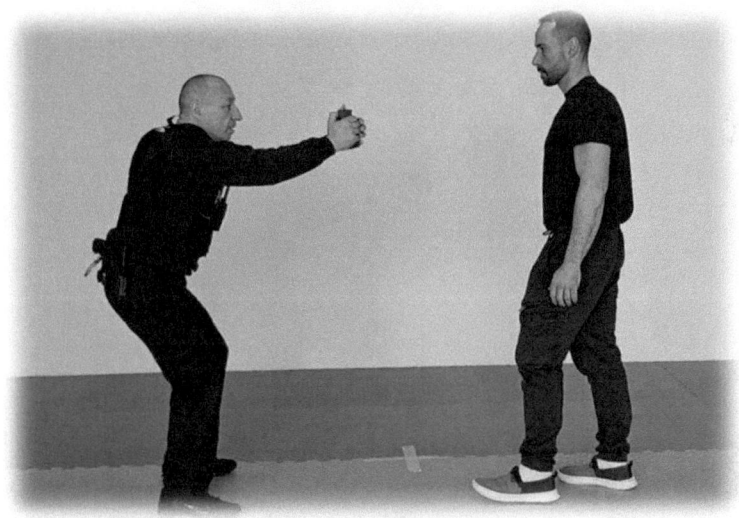

Abbildung zeigt den beidseitigen Anschlag des RSG

Ich empfehle diese Haltung ausdrücklich NICHT.

Rechnen sie damit dass sich ihr Gegenüber im Falle eines Angriffes sehr schnell nähert und rechnen sie damit dass ihr Gegenüber nicht nur seiner Arme einsetzt.

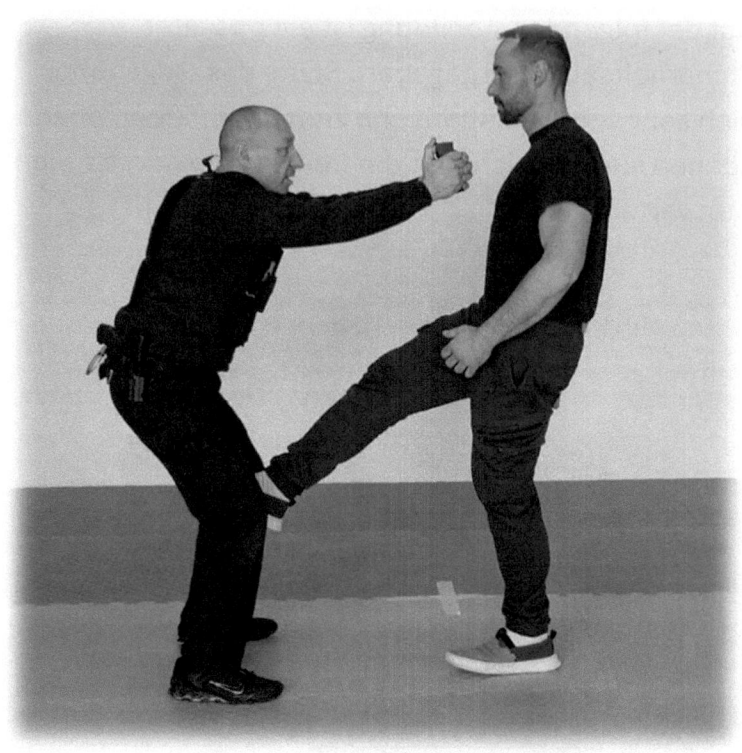

Abbildung zeigt ein Gegenüber, dass sich schnell genähert hat und in Richtung Genitalien Tritt. Möglicherweise könnte eine freie Hand / ein freier Arm den Angriff stoppen oder in seiner Dynamik verlangsamen oder den tretenden Angreifer mit einem Handballenstoß aus dem Gleichgewicht bringen.

Denken sie immer daran, sie wissen nie wer vor ihnen steht, ob ihr Gegenüber Kampferfahrung hat oder gar Erfahrung im gewalttätigen Umgang mit Vollzugsbeamten.

Vielleicht hat ihr Gegenüber schon einmal oder mehrfach Widerstand im Rahmen von Maßnahmen von Vollzugsbehörden geleistet.

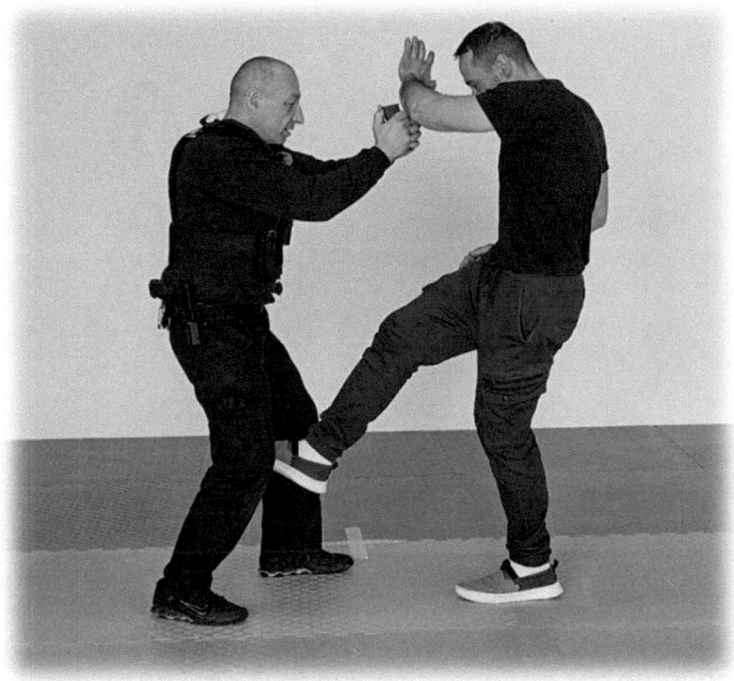

Abbildung zeigt ein angreifendes Gegenüber, dass sein Gesicht vor dem RSG-Strahl schützt

Vielleicht kennt ihr Gegenüber die Wirkung von Pfefferspray und versucht sich vor dem ballistischen Strahl des RSG zu schützen.

In diesem Fall wäre es fatal, sich ausschließlich auf die Wirkung von Pfefferspray, also ihrem RSG zu verlassen.

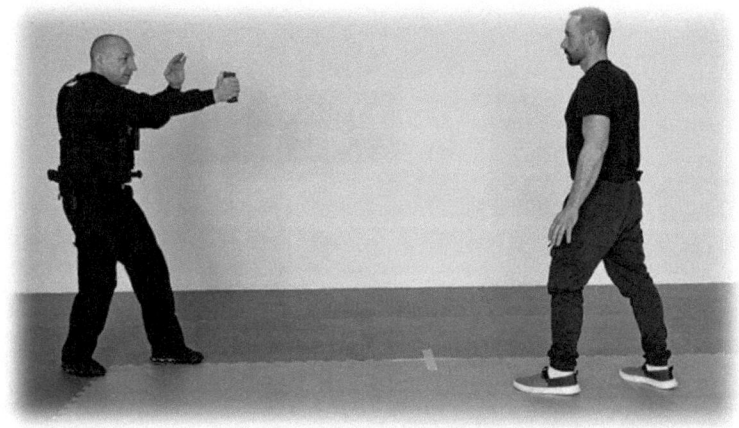

Abbildung zeigt den einhändigen RSG-Anschlag in der 2-Schritt-Distanz

Beachten sie, befindet sich das RSG am Einsatzgürtel kann es auch in der 2-Schritt-Disatnz vermutlich nicht effektiv eingesetzt werden, ehe das Gegenüber so nahe ist dass es uns berühren kann.

Kapitel 13

Der EKA (Teleskopschlagstock)

Ein gutes Einsatzmittel bei sachgerechter Anwendung

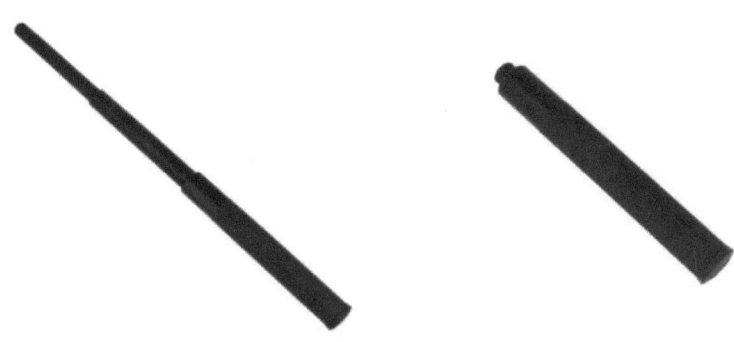

Bei Behörden wird zwischenzeitlich flächendeckend der Bonowi EKA Camlock eingesetzt.

Ich arbeite seit 2011 mit dem Bonowi EKA.

Dabei habe ich alle Einsatzmöglichkeiten des EKA in der Praxis kennengelernt.

Die Einführung des EKA bei der Polizei war zu diesem Zeitpunkt meiner Meinung nach überfällig.

Bis dahin verfügte der polizeiliche Einzeldienst über keine „dienstlich gelieferte" effektive Hiebwaffe, die zugleich problemlos und immer mitgeführt werden konnte.

Der EKA kann aufgrund seiner Beschaffenheit nicht nur genutzt werden, um Angreifern durch gezielte Schläge auf die Extremitäten die Lust auf weitere Angriffe zu nehmen, sondern eignet sich auch gut dazu, als Hilfsmittel der körperlichen Gewalt Scheiben einzuschlagen oder Fenster- oder Türrahmen von Rest-Scherben zu entglasen (zum Beispiel bei dem Betreten und Durchsuchen von Objekten.

EKA Trefferzonen

Rote Bereiche: Es drohen schwerste Verletzungen und möglicherweise bleibende Schäden / Lebensgefahr

Gelber Bereich: Es drohen schwere Verletzungen

Grüner Bereich: Trefferzonen, die angewendet werden sollen, um den Angreifer kampfunfähig zu machen. Es drohen in der Regel keine schwerwiegenden Verletzungen

Körpervorderseite   **Körperrückseite**

Trageweise

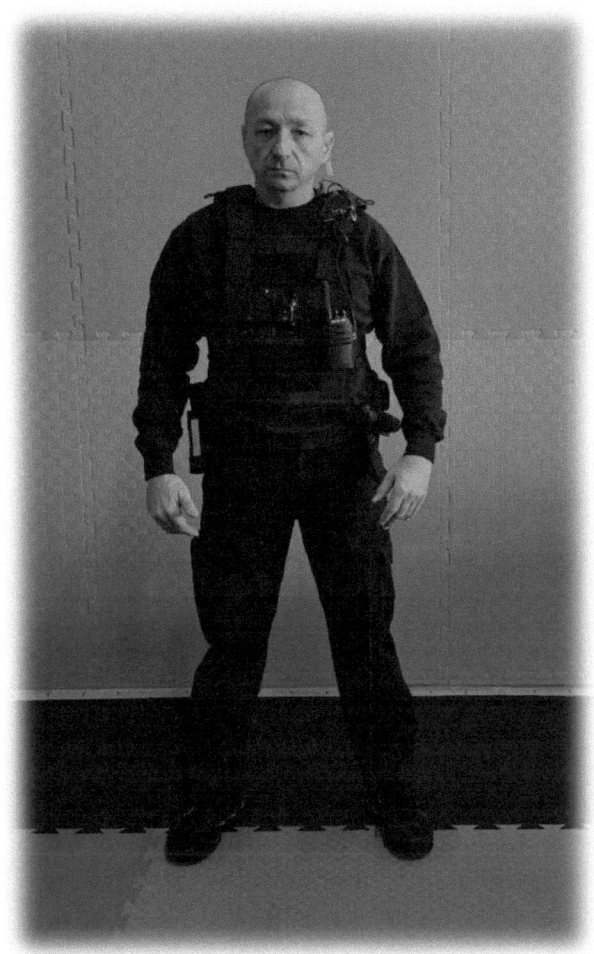

Abbildung zeigt den EKA am Einsatzgürtel links

Für Rechtshänder (Cross-Draw)

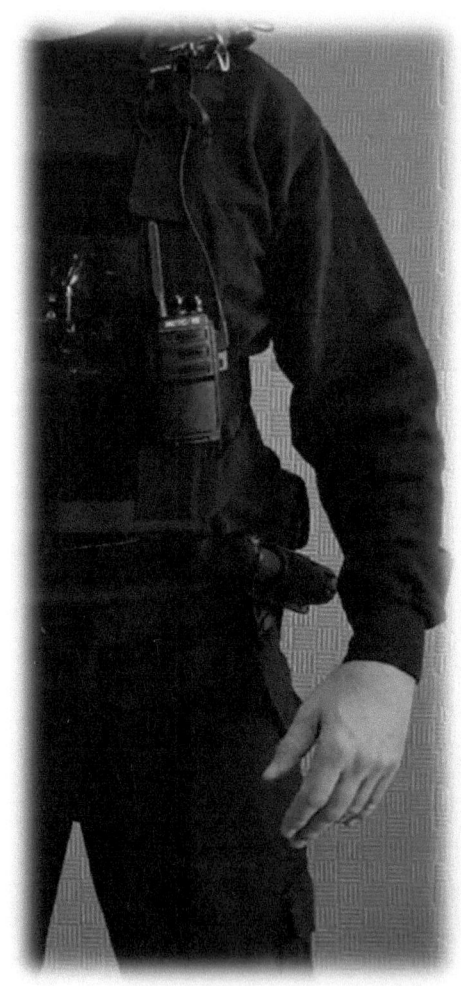

Abbildung zeigt die Trageweise

In Detailaufnahme

Ziehen des EKA

Der EKA wird mit der waffenführenden Hand (starke Hand) von der gegenüberliegenden Hand aus dem Holster gezogen und mit Wucht steil in die Luft gestreckt, so dass er ausfährt.

Diese Art zu ziehen, erfüllt mehrere wichtige Kriterien:

- Durch das Ziehen und Ausfahren nach oben wird das Risiko andere Einsatzkräfte oder Unbeteiligte beim Ziehen zu verletzen verringert.
- Das „Präsentieren" kann neben der sprachlichen als konkludente Androhung des EKA-Einsatzes dienen
- Psychische Beeinflussung des Gegenübers, die dazu führen kann dass von (weiteren) Angriffen abgesehen wird.
- Unbeteiligte können eine bevorstehende Auseinandersetzung erkennen und sich aktiv von der Szenerie entfernen.

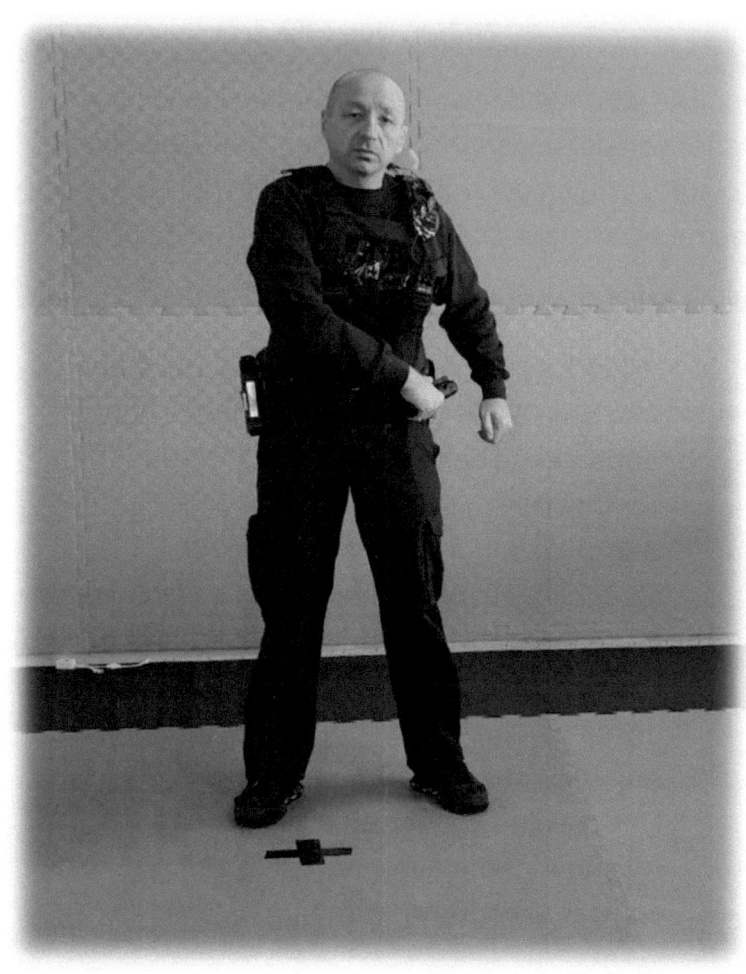

Abbildung zeigt den Griff zum EKA (Cross Draw), der ich an der „schwachen" Körperseite am Dienstgürtel befindet.

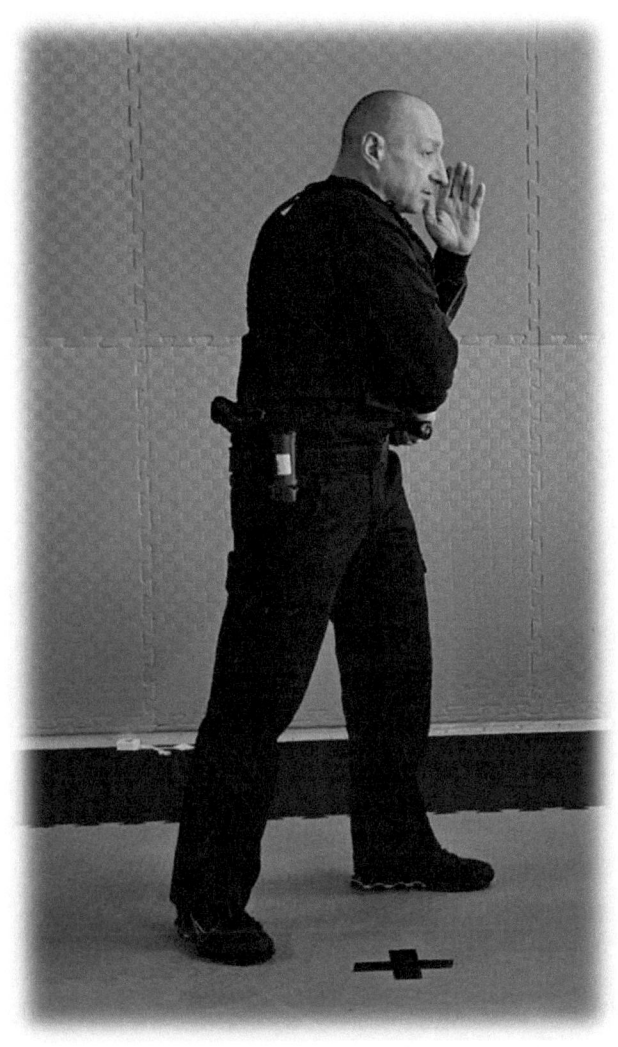

Abbildung zeigt den Ziehvorgang des EKA in der Seitenansicht

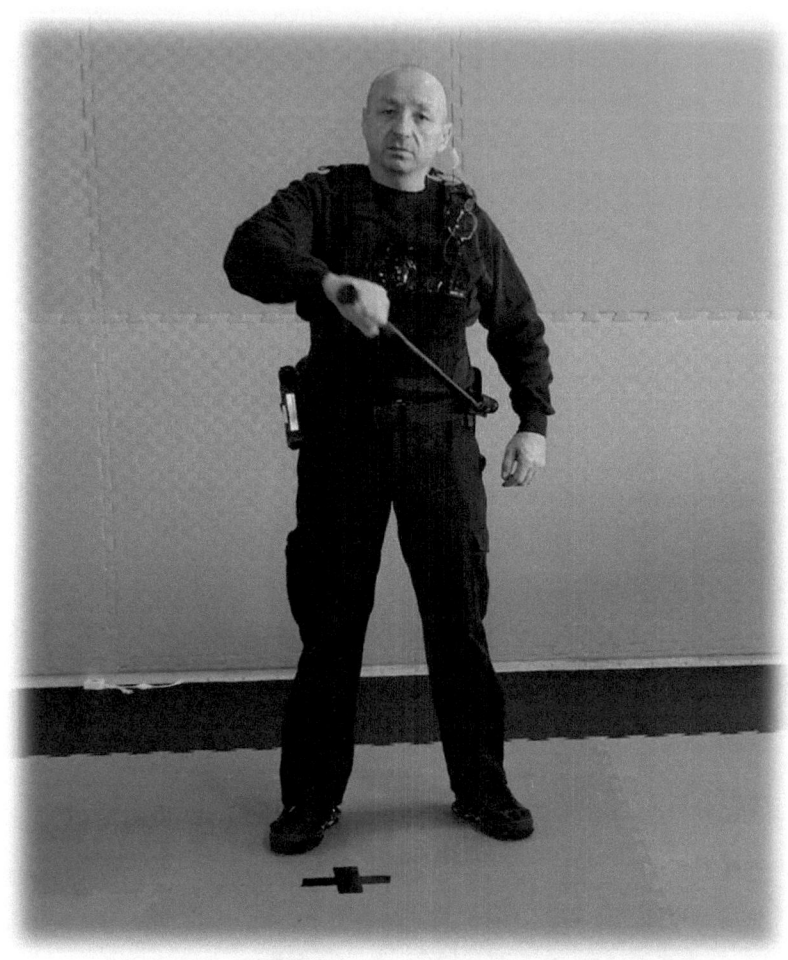

Abbildung zeigt den Ziehvorgang des EKA aus VEGA-
Kunststoffholster. Der EKA kann so in dem Holster
arretiert werden, dass er beim Ziehen bereits öffnet.

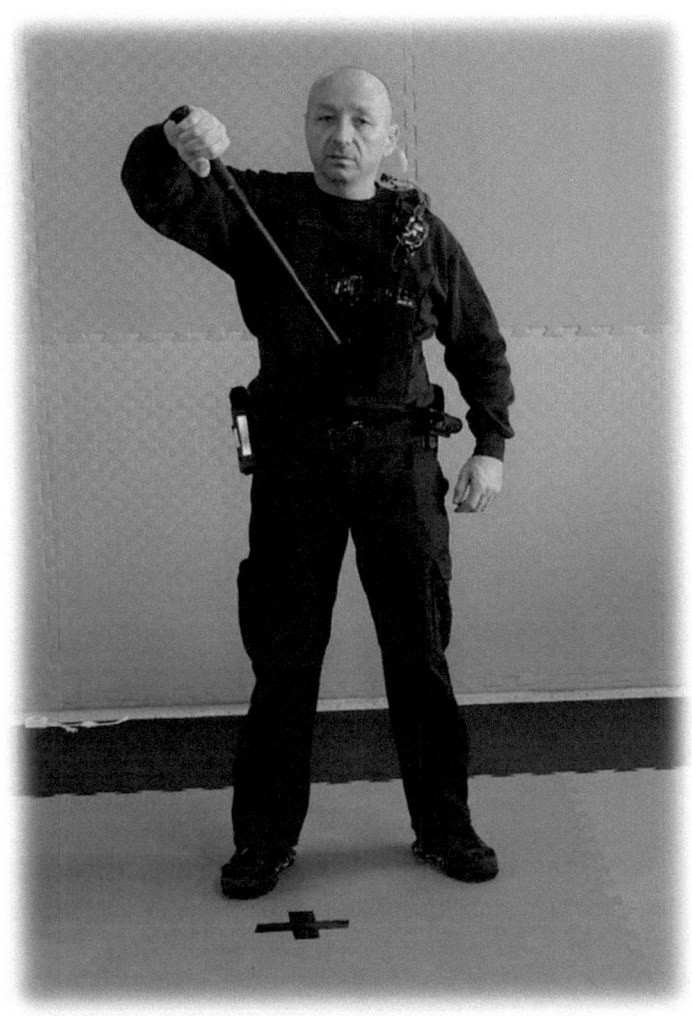

Abbildung zeigt den Ziehvorgang des EKA nach oben
in der nächsten Phase. Behalten sie die Kontrolle über
den Kopf (Spitze) des EKA, um Gefährdungen
Unbeteiligter und Einsatzkräfte auszuschließen

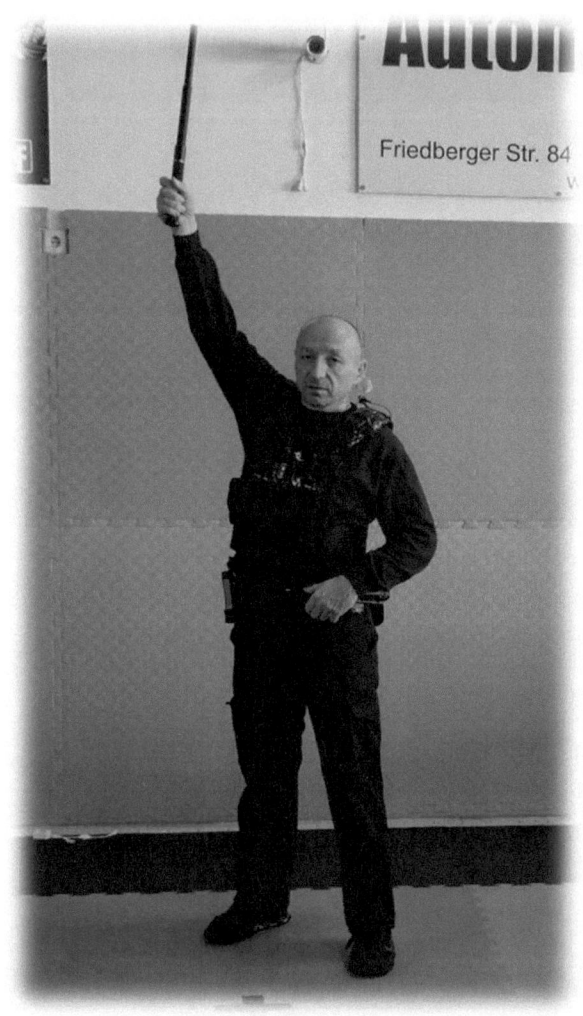

Abbildung zeigt den Ziehvorgang in der Grundversion
und das Präsentieren des EKA

Weitere Zieh-Varianten, wie zum Beispiel nach unten oder „verdeckt" sind möglich, werden aber in diesem Buch nicht behandelt.

Wie der EKA geöffnet wird hängt von taktischen Überlegungen ab.

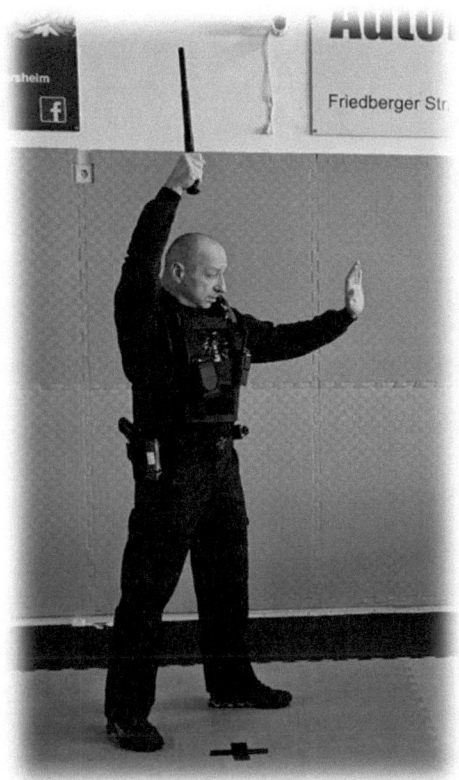

Abbildung zeigt das Präsentieren des EKA in der Seitenansicht

Haltungen und Stellungen

mit dem EKA

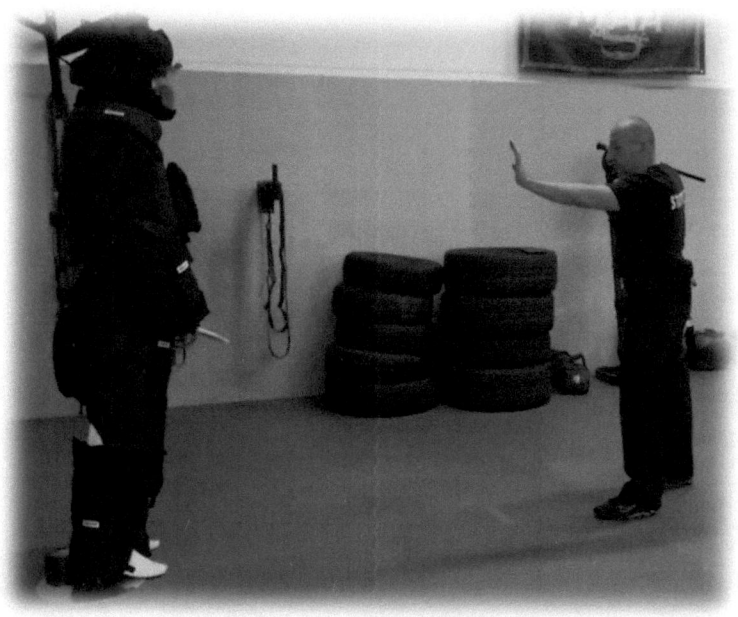

Abbildung zeigt die Bereitschaftsstellung oder wie ich sie nenne „Entschlossene Schlaghaltung" aus einer anderen Perspektive mit Gegenüber

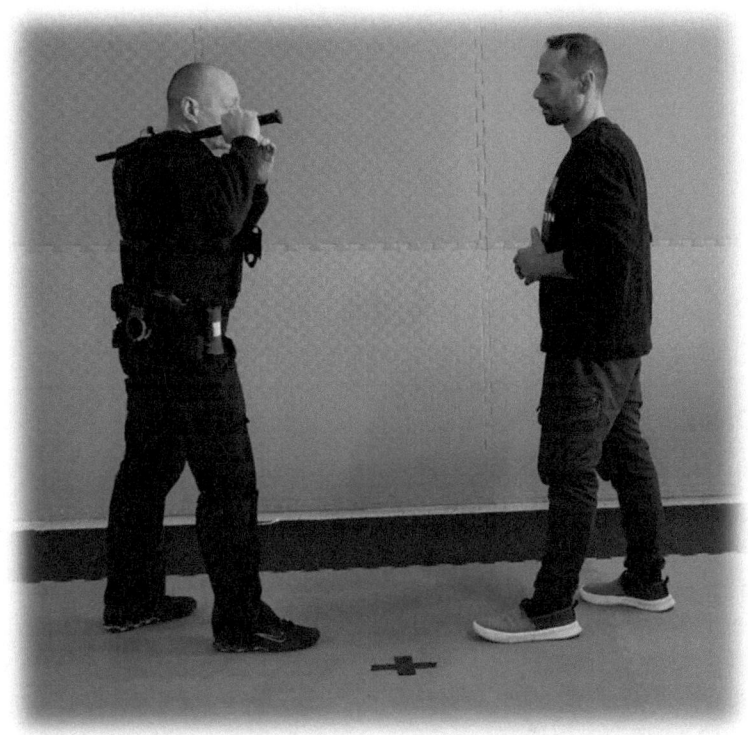

Abbildung zeigt Bereitschaftsstellung mit EKA, von mir
„Entschlossene Schlaghaltung" genannt

Ich empfehle, den EKA nur in diese Position zu bringen, wenn sie auch bereit sind ihn zu gebrauchen.

Nutzen sie den EKA nicht zum Drohen, wenn die Voraussetzungen für den Einsatz des EKA nicht vorliegen.

Entscheiden sie sich um und stecken ihn wieder weg, weil sie feststellen oder glauben dass sie ihn nicht einsetzen dürfen, kann es sein dass ihr Gegenüber sie nicht mehr ernst nimmt und noch mehr Energie in das Erschweren der Maßnahmen investiert.

Deeskalierende Bereitschaftsstellung mit dem EKA

Oft zeichnen sich Schwierigkeiten oder unfriedliche Einsatzverläufe ab.

Das Ziehen des EKA und das Präsentieren kann eine gute Möglichkeit sein, um das Gegenüber zu beeindrucken.

Dabei sollten sie jedoch darauf achten, dass auch die rechtlichen Voraussetzungen vorliegen, um den EKA einzusetzen.

Wenn die Voraussetzungen noch nicht vorliegen, sie aber damit rechnen, dass der weitere Einsatzverlauf den Einsatz des EKA erforderlich macht, können sie den EKA „lautlos" öffnen und in beiden Händen vor dem Körper halten, wobei die Arme seitlich am Körper locker nach unten hängen.

Aus dieser Position können sie leichter zur Schlagbewegung ausholen und das ganz ohne ihr Gegenüber aus dem Auge zu lassen. Aus dieser Position können sie auch sehr einfach und schnell mit

Hilfe des EKA, Angriffe blocken oder Personen mit der Längsseite des EKA abdrängen.

Bei einer Lageveränderung können sie auch während des Abdrängvorganges ohne Zeitverzögerung dazu übergehen Angriffe mit dem EKA zu blocken oder damit zu schlagen.

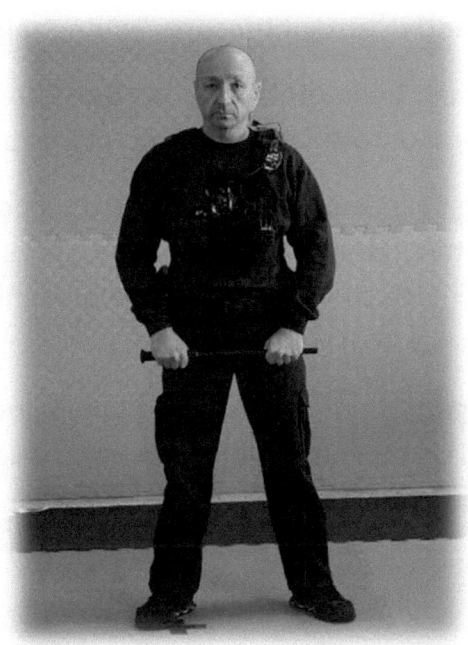

Der ausgefahrene EKA wird vor dem Körper in Bereitschaft gehalten.

Aus der deeskalierenden Bereitschaftsstellung kann der EKA mit der Längsseite zur Unterstützung als Abdränghilfe genutzt werden oder zum Blocken von Angriffen genutzt werden.

Die Abwehr- und Blocktechniken werden weiter hinten in diesem Kapitel beschrieben.

Alternative entschlossene Schlaghaltung

Anstatt auf der Schulter können sie den EKA neben dem Oberarm unterhalb der Schulter ablegen.

Die Vorteile bei dieser Haltung liegen darin, dass in Gefahrensituationen „versehentlich" unter Stress geführte Schläge zum Kopf weniger wahrscheinlich sind.

Schläge gegen Oberarm, Unterarm und Beine sind aus dieser Position aufgrund des Winkels leichter auszuführen (Die Schlagbahn ist vorgegeben).

Die Schlagwinkel mit dem EKA

Dia Grundschläge können in einem 45 Grad Winkel (oder aber auch in einem flacheren Winkel gegen Oberarme, Unterarme und Oberschenkel geführt werden.

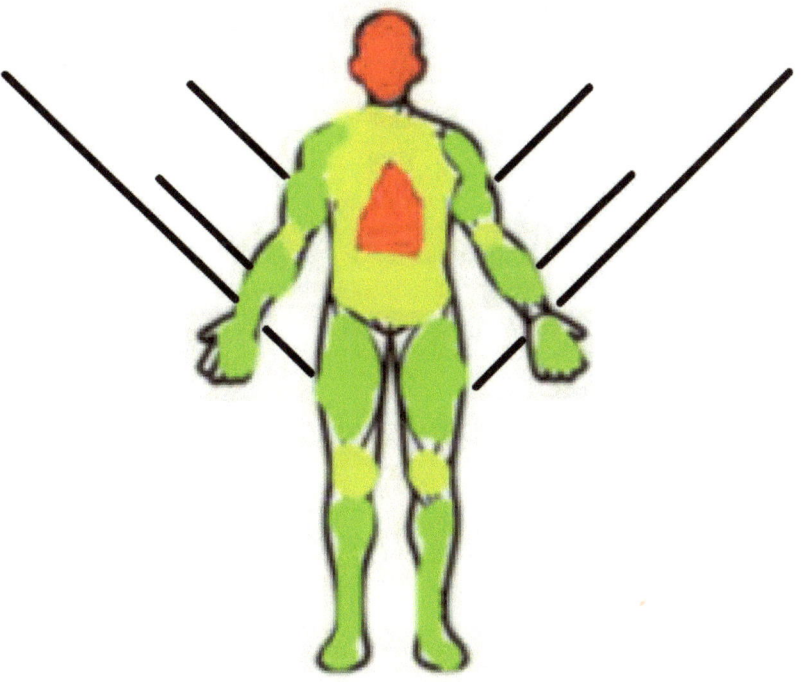

Dabei können die Schläge mit der „Vorhand" ausgeführt werden (aus Richtung Schlaghand kommend) oder mit der Rückhand (in Richtung Schlaghand geführt.

Schläge mit dem EKA

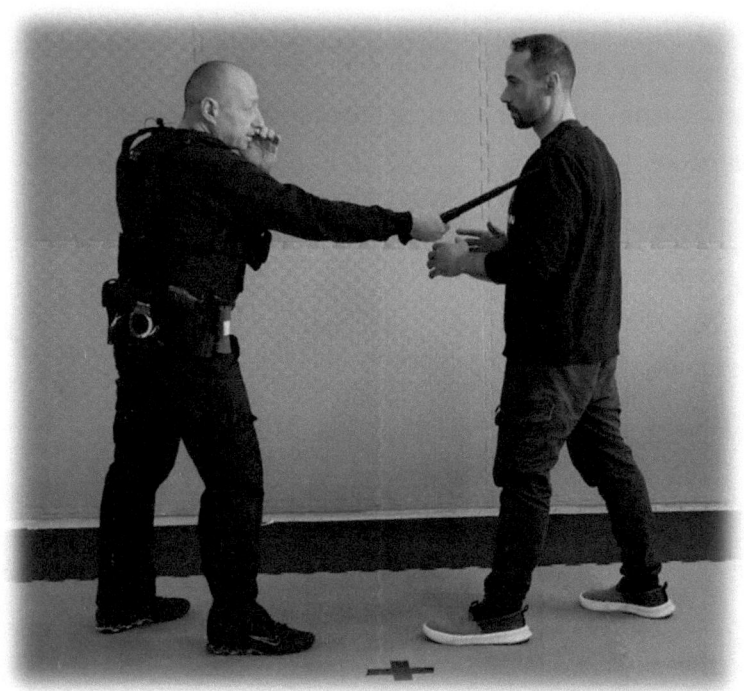

Abbildung zeigt den „Vorhand"-Schlag zum Oberarm des Angreifers

Sie können beim Schlagen auf der Seite des waffenführenden Armes einen Schritt nach vorne machen. Dadurch erhöhen sie Reichweite und Wucht des Schlages, da es so leichte ist das gesamte Körpergewicht und die Körperrotation einzusetzen. Es ist auch möglich, das waffenführende Bein hinten zu lassen.

Machen sie einen Schritt zurück, befinden sie sich wieder in ihrer weiten „Ursprungsdistanz.

Versuchen sie, egal welchen Schlag sie ausführen mit der freien Hand und dem freien Arm die betreffende Körperseite bis über Hals, Kinn und Nase zu decken.

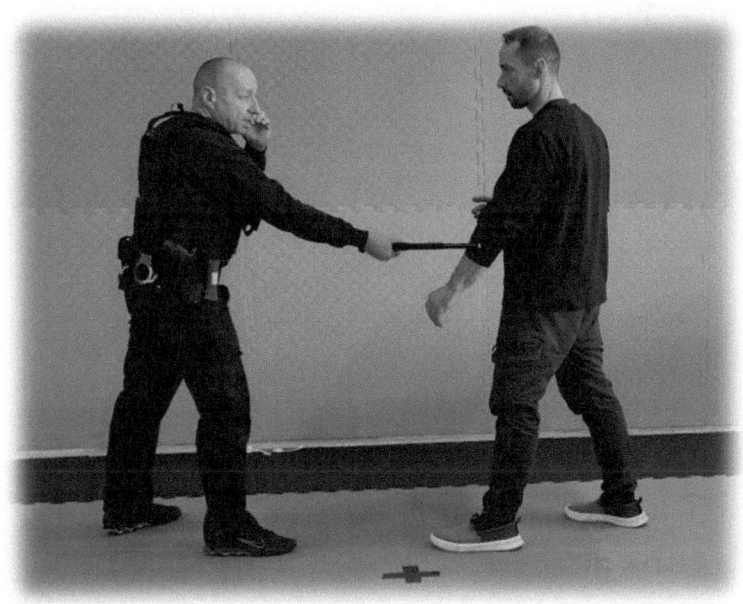

Abbildung zeigt den „Vorhand"-Schlag zum Unterarm

Wenn sie mit dem EKA einen „Vorhand"-Schlag zum Oberschenkel ausführen, gehen sie leicht in die Knie, damit sie den Kopf beim Vorlehnen nicht so weit in die Reichweite des Angreifers bringen.

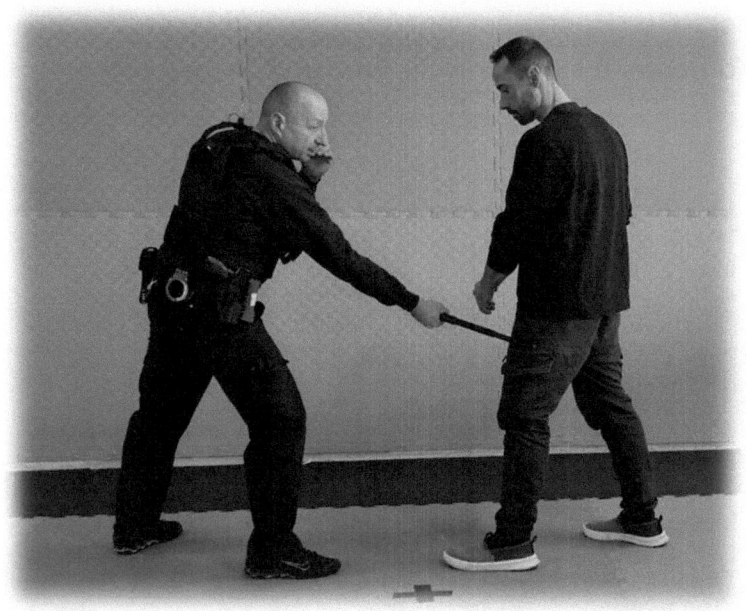

Abbildung zeigt einen „Vorhand"-Schlag gegen den Oberschenkel des Angreifers

Beachten sie bitte, dass der Oberschenkel ein sehr großer und starker Muskel ist. Auch wenn es in den Folgetagen sicher schmerzhaft für das Gegenüber war, musste ich mehrfach feststellen, dass Schläge gegen den Oberschenkel nicht immer direkt oder gar keine Wirkung zeigen.

Wägen sie im Einzelfall ab, ob Schläge gegen Oberarm oder Unterarm zu besseren Ergebnissen führen können.

Kick- und Thaiboxer sind es mitunter gewohnt massive Schienbeintritte auf die Oberschenkel „wegzustecken".

Ich kann mich an einen Einsatz im Frankfurter Stadtteil Griesheim sehr gut erinnern. Zur Durchsetzung einer Durchsuchung, bei der Widerstand geleitet wurde versetzte ich dem damaligen Gegenüber mehrere Schienbeintritte (sogenannte Low Kicks).

Obwohl ich zu dieser Zeit selbst einen sehr hohen Trainingsstand hatte, zeigte das Gegenüber kaum Wirkung.

Ähnliche Beispiele sind mir persönlich von EKA-Einsätzen gegen die Beine bekannt.

Auch wenn sie versuchen, mit der freien Hand Kopf und Körperseite zu schützen besteht hier die Gefahr, dass sie getroffen werden, wenn ihr Kopf / Oberkörper zu weit runtergebracht wird. Vor allen Dingen Angriffe mit den Knien können hier zu Verletzungen führen, beziehungsweise auch eine Kampfunfähigkeit verursachen.

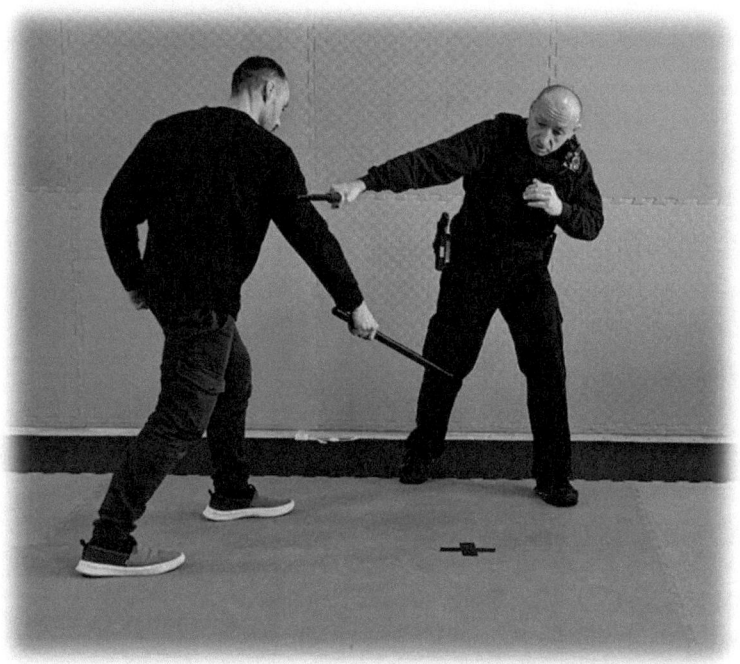

Abbildung zeigt einen „Rückhand"-Schlag gegen den Oberarm des Angreifers

Vor- oder Rückhand Schlag?

Wenn sie ihren EKA aus dem Holster in Schlagposition bringen, sind sie in der Regel immer in der Position für den Schlag, den ich als „Vorhand"-Schlag bezeichne.

Andere Trainer vergeben Nummern für die Schläge, ähnlich wie in Systemen z.B. Eskrima.

Da der Schlag mit der „Vorhand" von außen nach innen / vorne geschlagen wird bezeichne ich ihn als Vorhand, der andere Schlag, der mit einer rückwärts-zug-Bewegung des Armes geschlagen wird, bezeichne ich deshalb als „Rückhand Schlag.

Das Ergebnis ist das gleiche, beide Schläge verursachen richtig eingesetzt Schmerzen, die im besten Fall den Angreifer von weiteren Angriffen abbringen.

Der erste Schlag wird in der Regel ein „Vorhand-Schlag sein, verfehlt dieser sein Ziel dann kann es sinnvoll sein, den nächsten Schlag als „Rückhand"-Schlag auszuführen und sich so die Zeit für die Ausholbewegung zu sparen, um erneut einen „Vorhand"-Schlag auszuführen.

Ist der erste Schlag ein Treffer, aber sie möchten oder müssen weiter Schläge ausführen macht es in der

Regel Sinn, erneut einen „Vorhand"-Schlag auszuführen, dass dieser schneller im Ziel ist und im Regelfall auch mehr Wucht hat.

Dabei kann man eventuell die Höhe variieren, um Abwehrbewegungen des Angreifers zu umgehen oder aber genau auf die gleiche Stelle schlagen um den Schmerzreiz zu vergrößern.

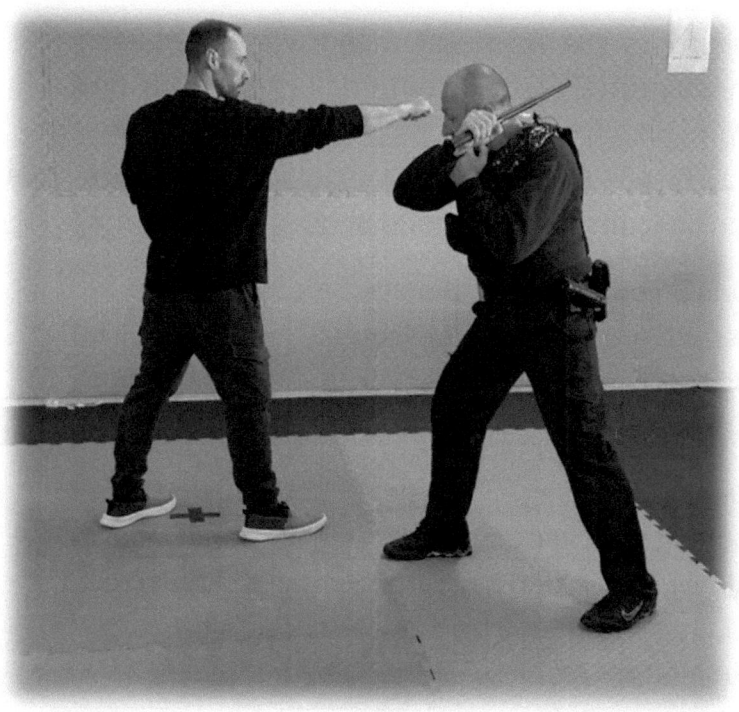

Abbildung zeigt die Ausholbewegung für einen „Rückhand"-Schlag, im vorliegenden Fall zum Oberschenkel

Stoßbewegungen mit dem EKA

Sollten sie sich in der Clinch-Distanz, der Infight-Distanz oder der Schlag-Distanz befinden, also einer der drei Nahkampf-Distanzen, in der der EKA nicht für herkömmliche Schlagtechniken mit dem vorderen Ende genutzt werden kann können sie in eingefahrenem Zustand Stöße mit dem Griffende durchführen. Hierzu bieten sich als Trefferzonen Muskelpartien und Muskelansätze an.

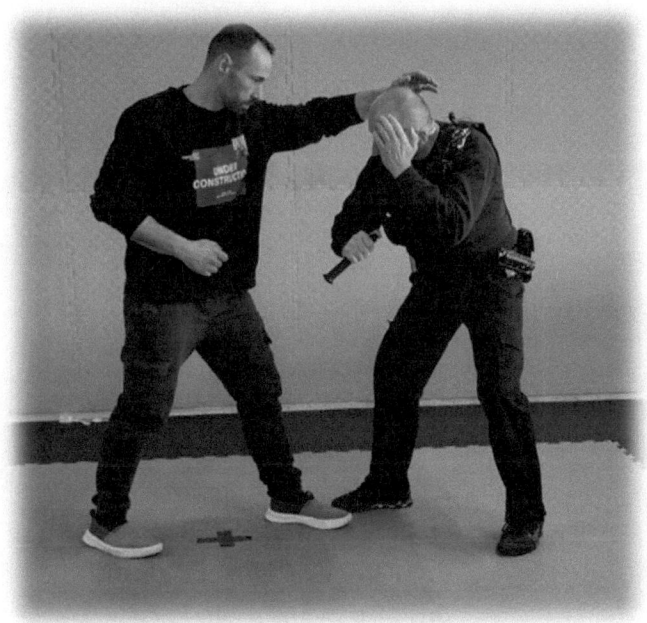

Abbildung zeigt eine Ausholbewegung zu einem Stoß mit dem Griffende des EKA

Sichern sie die Spitze des EKA dabei mit dem Daumen, den sie auf die Spitze auflegen, um zu verhindern, dass der EKA bei dynamischen Ausholbewegungen ausfährt.

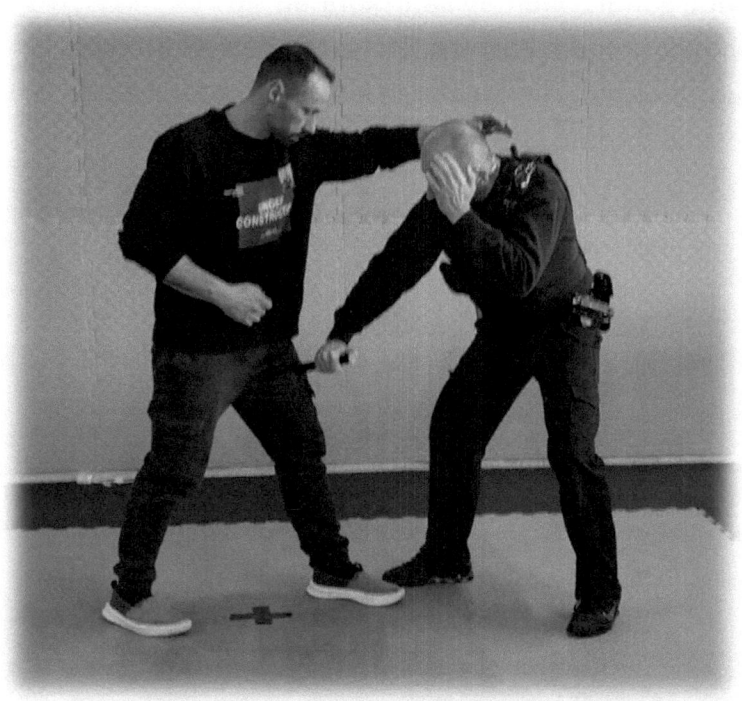

Abbildung zeigt einen Stoß mit dem Griffende des EKA zum Oberschenkel.

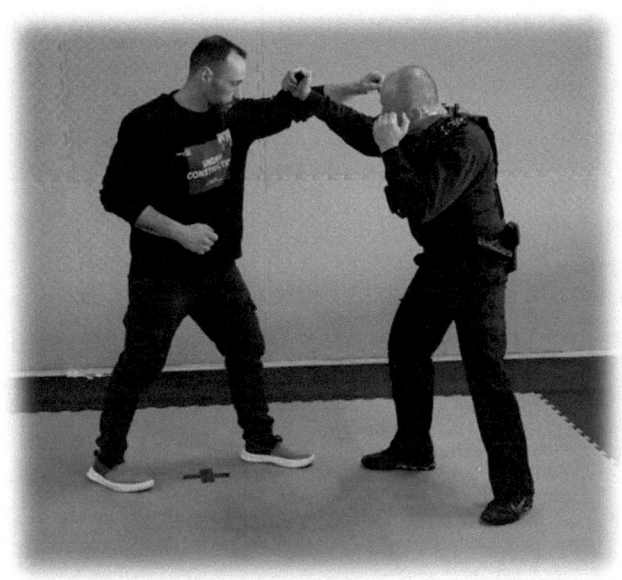

Abbildung zeigt einen Stoß mit dem Griffende des EKA zum Oberarm Muskel.

Befinden sie sich in akuter Lebensgefahr, zum Beispiel wegen starker Überlegenheit des Angreifers und / oder Bodenlage können sie auch Stöße zu anderen Körperregionen (zum Beispiel Rippen) ausführen.

Beachten sie dabei stets besonders die Verhältnismäßigkeit.

Müssen sie um ihr Leben kämpfen, dann kämpfen sie unfair.

Hebel- und Festlegetechniken mit dem EKA

Ich beschäftige mich schon seit meinem 16. Lebensjahr mit dem Einsatz von Schlagstöcken, Stöcken allgemein, dem MES (Tonfa) und weiteren Gegenständen.

Befinden sie sich in der Situation, dass sie ihr Gegenüber kontrollieren möchten, benötigen sie in der Regel beide Hände (Punkt).

Der EKA in ihrer Hand wird in der Regel störend sein.

Sie müssen ihr Gegenüber nicht nur kontrollieren und Fesseln, möglicherweise auch Durchsuchen, Unterstützung oder RTW bestellen oder abbestellen und so weiter.

Mein Rat ist, stecken sie nicht unbedingt benötigte Einsatzmittel weg und sichern sie sie im Bedarfsfall wenn enger Körperkontakt besteht, zum Beispiel bei einer Zwangsfesselung, gegen unbefugte Wegnahme.

Dafür kann gegebenenfalls das über den EKA ziehen der Jacke oder des Pullovers ausreichen.

In diesem Buch stellen wir keine Hebel- oder Festlegetechniken mit dem EKA dar. Im Regelfall ist es

Einsatzbeamten aufgrund ihres Trainingsstandes nicht möglich solche Techniken einzusetzen.

Sie haben nur wenige Stunden Einsatztraining zur Verfügung. Trainieren sie schwerpunktmäßig das was sie sehr wahrscheinlich einmal benötigen.

Einsatztrainer, die effizient arbeiten berücksichtigen das bei der Planung des Einsatztrainings.

Abwehrtechniken mit dem EKA

Mit dem EKA können sehr gut Angriffe abgewehrt werden.

Hier werden sie dazu Möglichkeiten kennenlernen, die effektiv sind und die teilweise in den regulären EKA-Ausbildungsprogrammen nicht gelehrt werden.

Hierzu möchte ich noch einmal auf das Thema Distanzen eingehen.

Ergänzend zu der Selbstschutz-Distanz Ampel, die grundsätzlich Gefahrenbereiche definiert und zugleich auch dazu dient Grenzen der Einsetzbarkeit der mitgeführten Bewaffnung deutlich machen soll, schauen wir uns die fünf Distanzen des unbewaffneten Kampfes an.

Kontakt-Distanz

Einer oder beide beteiligte einer Auseinandersetzung haben sich gegriffen.

Sie können sich mit Grappling und Gleichgewichts-Manipulationstechniken (Würfe) verteidigen, je nach Situation auch mit Kopfstößen und kurz und direkt geführten Schlägen und Druck-, Reiss- und Quetsch-Techniken.

Nah-Distanz

Sie können zur Verteidigung sehr gut den Kopf (Kopfstöße), Knie und Ellenbogen einsetzen.

Zwischen-Distanz

Sie können zur Verteidigung Schläge und Lowicks einsetzen.

Lang-Distanz

Sie können zur Verteidigung Fußtritte einsetzen.

Außer Reichweite

Sie können ihr Gegenüber (oder dieses sie) nicht erreichen / Treffen, ohne einen Schritt zu machen.

Während eines Angriffes, beziehungsweise eines sich daraus entwickelnden Kampfes ändern sich diese Distanzen.

Das bedeutet, dass der Einsatz des EKA erfolgen kann, nachdem schon in der Nahdistanz oder der Kontakt-Distanz gekämpft wurde und die Einsatzkraft Distanz schaffen konnte oder er wurde oder wird zu Beginn der Auseinandersetzung eingesetzt, dann wird er in der Kontakt-Distanz hinderlich, weil er die Einsatzmöglichkeiten der Hände einschränkt.

Es ist unrealistisch zu glauben, dass ein Kampf mit dem EKA in der Distanz begonnen und in der Distanz beendet werden kann.

Leider beschränken sich viele Ausbildungen auf die Nutzung des EKA auf Distanz, um Schläge auszuführen.

Im Bereich der Blocks werden oft Techniken aus dem Eskrima, Arnis oder Kali gegen bewaffnete Angriffe gezeigt.

Einige dieser Sachen funktionieren sehr gut. Was dabei oft vergessen wird ist, dass der EKA auch hervorragend geeignet ist um unbewaffnete Angriffe abzuwehren.

Auch in Bezug auf Bewaffnung oder nicht-Bewaffnung ist die Lage oft dynamisch und manchmal schwer vorhersehbar. Vor Ort befindliche Gegenstände können vom Gegenüber gegriffen und als Schlagwerkzeug eingesetzt werden.

Möglicherweise ist das Gegenüber größer, schwerer.

Jeder, der selbst über reale Kampferfahrung verfügt, so wie ich wird versuchen einen Vorteil zu nutzen.

Denken sie daran, wir sprechen hier nicht davon jemanden, der sich sperrt die Handfessel anzulegen, wir sprechen von einem Angriff in Verletzungsabsicht.

Das heißt mit allen Konsequenzen, also auch mit der, dass sich ein überlegenes Gegenüber ihrer Ausrüstung und Bewaffnung bedient, wenn sie überwältigt wurden.

Das kommt häufiger vor als sie vielleicht denken.

Also schauen sie sich die folgenden Möglichkeiten des EKA, um plötzliche Angriffe abzuwehren genau an und entscheiden sie selbst, ob sie sie in ihr Repertoire einbauen können oder wollen. Ich habe einige dieser Techniken selbst eingesetzt und kann ihnen sagen, sie funktionieren wunderbar auch in einer Distanz, in der sie mit dem EKA als Schlagwerkzeug wenig ausrichten können und denken sie auch daran, dass

Distanzen sich in einem Kampfmehrfach verändern können.

An dieser Stelle möchte ich noch einmal auch die deeskalierende Sicherungsstellung mit dem EKA eingehen.

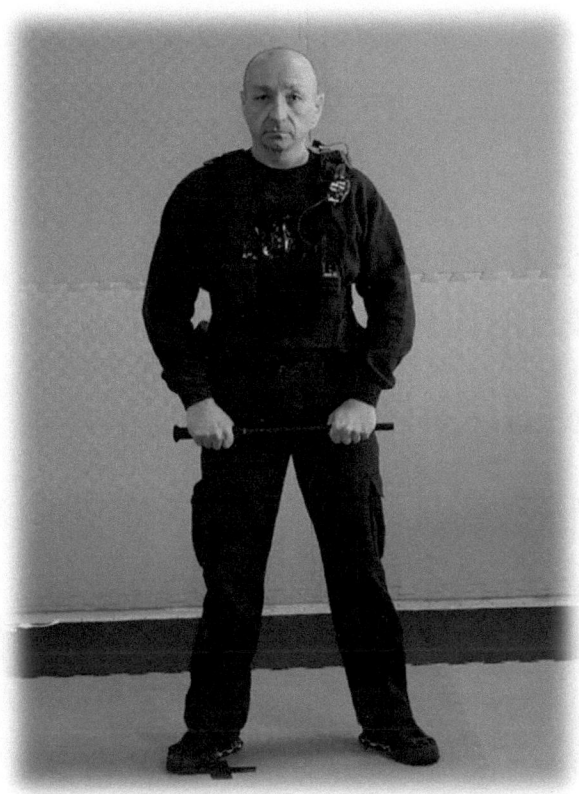

Abbildung zeigt die deeskalierende Bereitschaftsstellung mit EKA vor dem Körper

Eine Position, die ich selbst gerne bei körperlicher oder zahlenmäßiger Unterlegenheit der Einsatzkräfte genutzt habe.

Es ist möglich, den EKA ohne großes Aufsehen zu erregen in diese Position zu bringen.

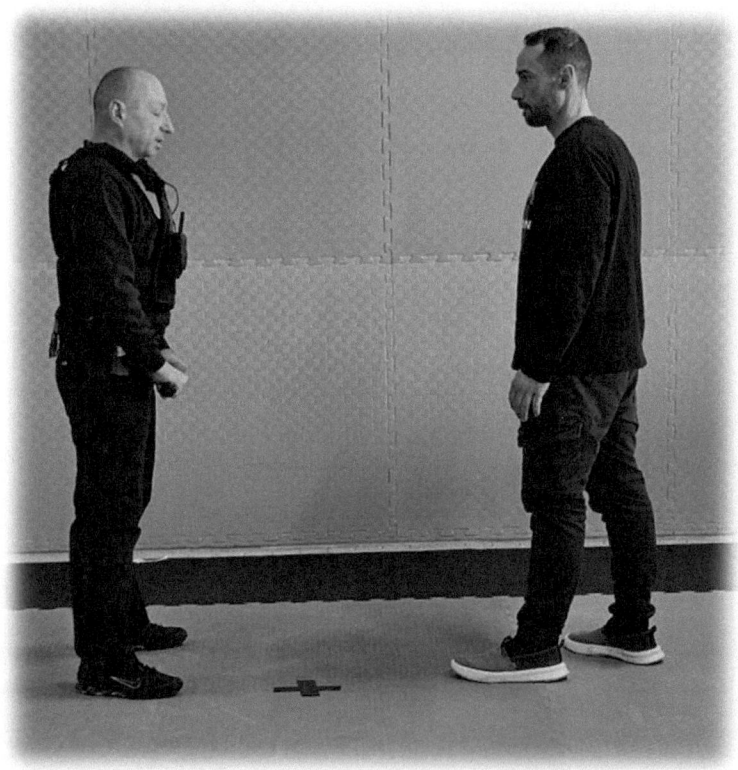

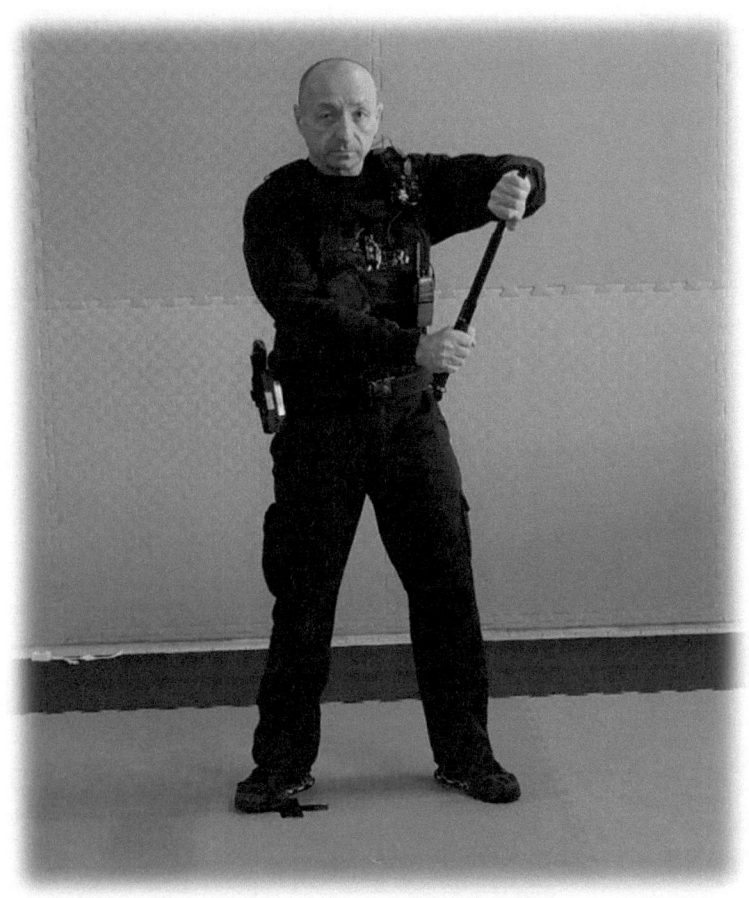

Abbildung zeit einen beidhändigen Block mit dem EKA

Bei der Abwehr unbewaffneter Angriffe empfehle ich zur Stabilisierung, den EKA mit beiden Händen zu umfassen.

Auch bei der Abwehr von Angriffen mit Stichwaffen empfehle ich, den EKA mit beiden Händen zu umfassen.

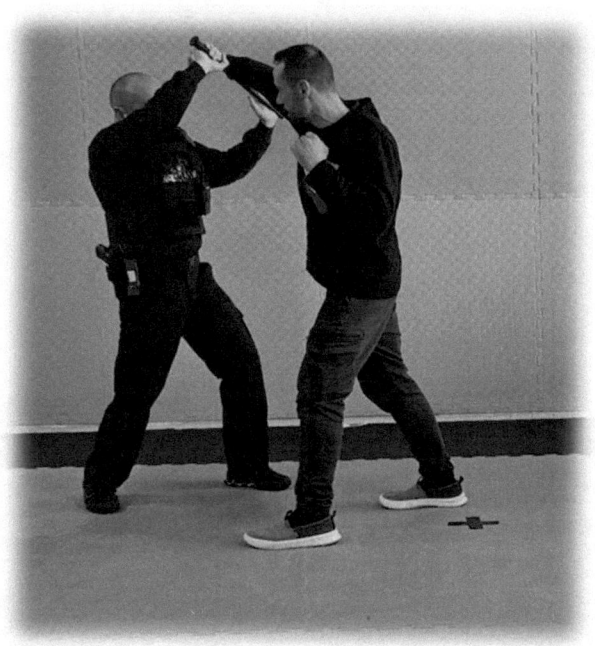

Von hier ist er schneller einsetzbar und kann sehr wirkungsvoll zur Abwehr plötzlicher Angriffe (auch ohne Bewaffnung) eingesetzt werden, wie in diesem Beispiel bei der Abwehr einer Overhand, bzw. einem von oben geführtem Angriff gezeigt wird.

Schaffen sie es, einen Block mit dem EKA gegen einen in voller Wucht und Verletzungsabsicht des Gegenübers geführten Angriff zu setzen kann das zu starken Schmerzen an dem betreffenden Körperteil des Gegenübers führen und gegebenenfalls dessen Kampfbereitschaft stark reduzieren.

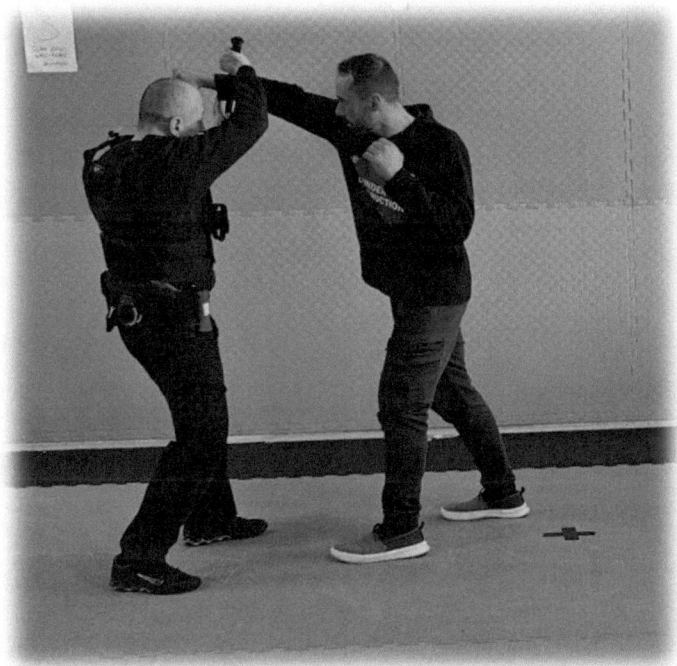

Abbildung zeigt die Abwehr eines Kopfhaken oder etwas weiter ausgeholten sogenannten „Schwinger"

Erinnern sie sich an das Kapitel, in dem die Distanzen dargestellt wurden.

Ihnen bleiben oft wenig Distanz und Reaktionszeit zum Abwehren von Angriffen.

Mit den dargestellten Techniken können auch harte Schläge und Tritte von körperlich stark überlegenen Angreifern abgewehrt werden.

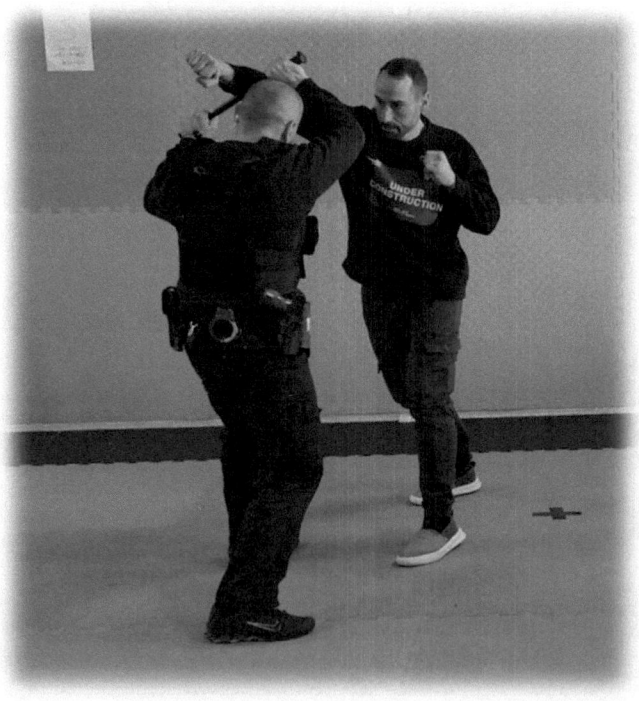

Abbildung zeigt das Blocken einer Overhand oder eines hoch angesetzten Schwingers in einem anderen Blickwinkel

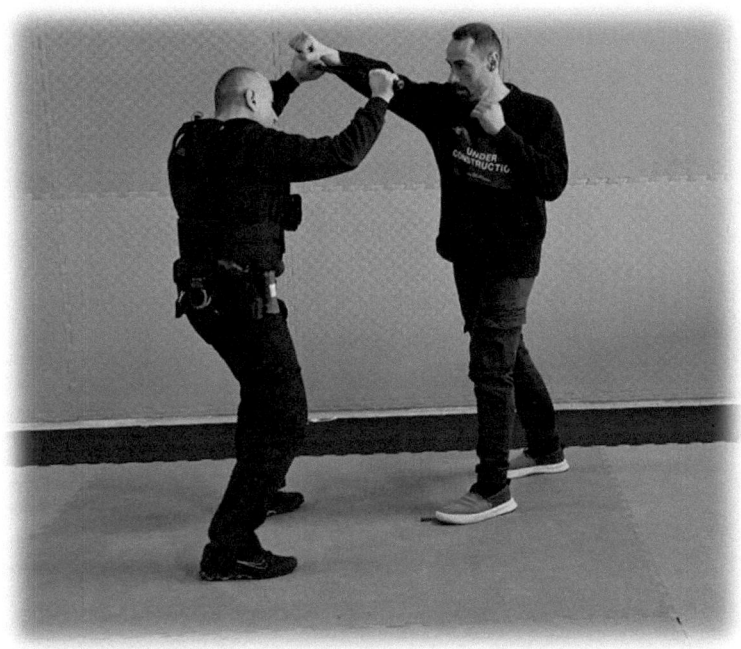

Abbildung zeigt die Abwehr eines geraden Schlages mit der Schlaghand zum Kopf des Verteidigers

Anstatt eines geraden Schlages mit der Schlaghand könnte genau so auch ein Griffansatz zum Hals oder Gesicht des Verteidigers abgewehrt werden.

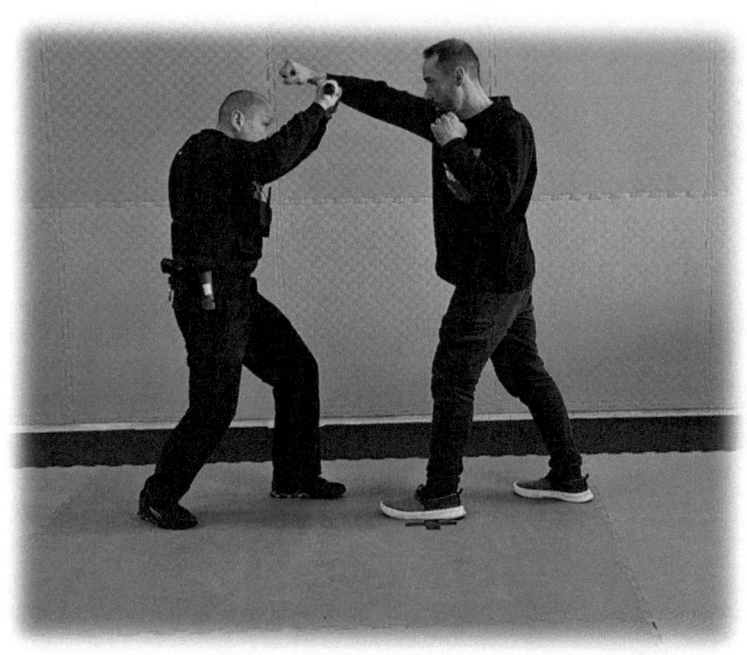

Abbildung zeigt die Abwehr eines geraden Schlages mit der Schlaghand zum Kopf des Verteidigers

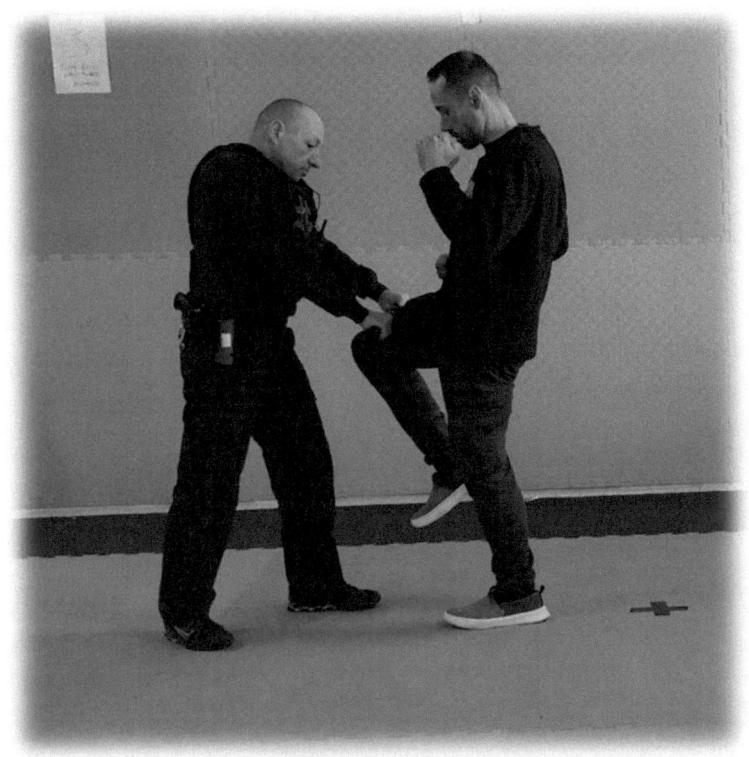

Abbildung zeigt die Abwehr eines Kniestoßes mit dem EKA

Nicht nur Angriffe mit Fäusten können mit dem EKA sehr wirkungsvoll abgewehrt werden, auch Kniestöße oder Fußtritte können effektiv geblockt werden.

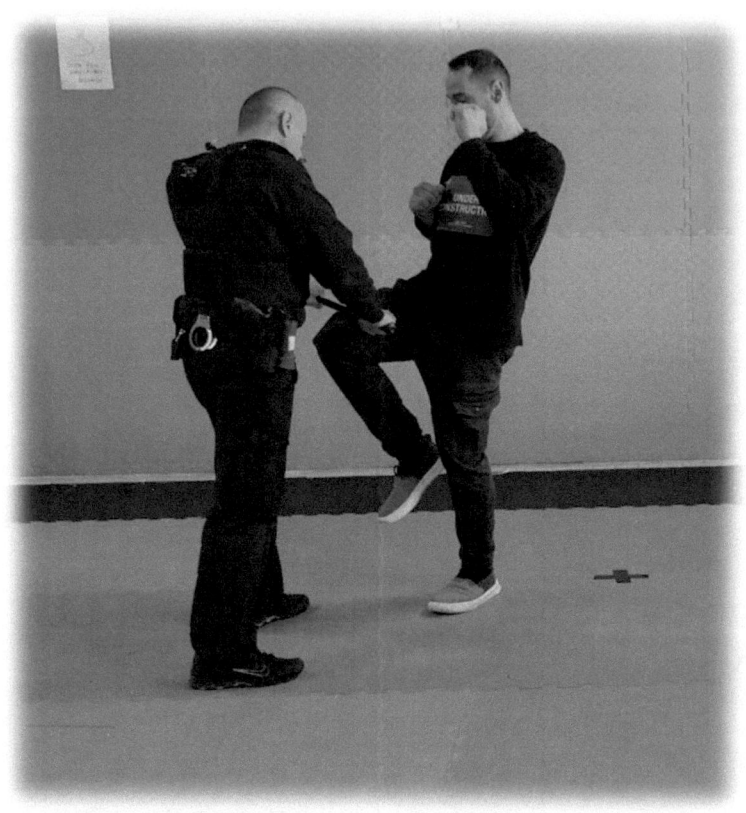

Abbildung zeigt die Abwehr eines Kniestoßes mit dem EKA aus einem anderen Blickwinkel

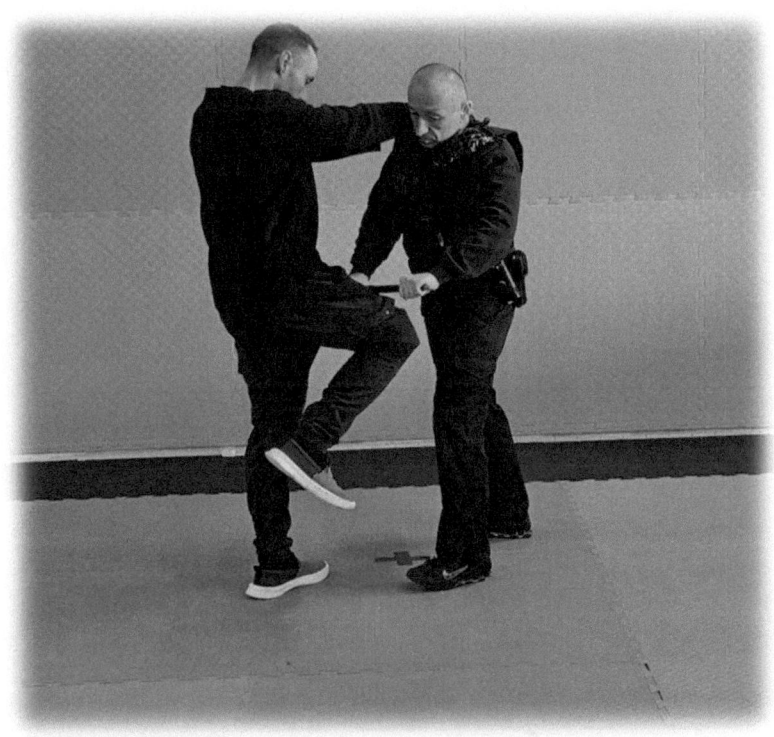

Abbildung zeigt die Abwehr eines Kniestoßes in Verbindung mit einem Griff durch den Angreifer

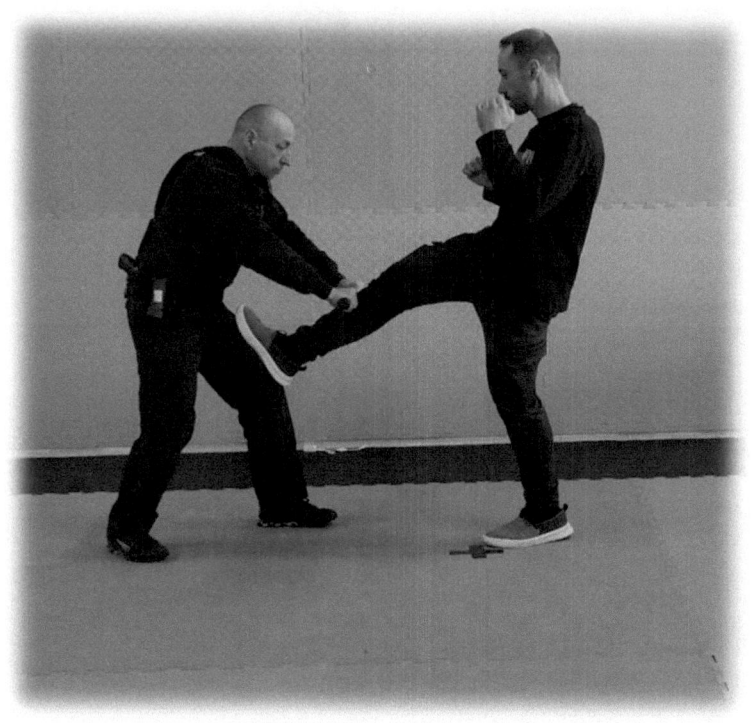

Abbildung zeigt die Abwehr eines geraden Fußtritts in Richtung Genitalien mit dem EKA

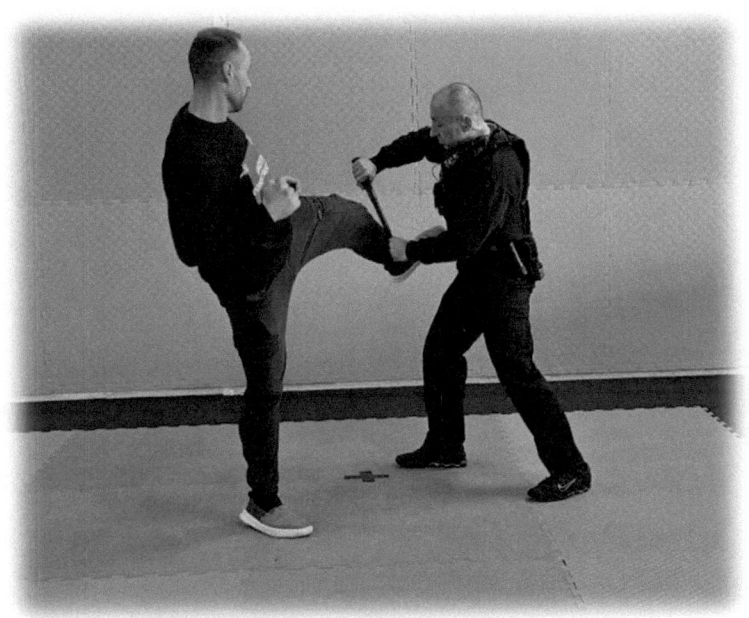

Abbildung zeigt die Abwehr eines Roundkicks
(Halbkreistritt) mit dem EKA

Angriffe mit den Beinen können durch die Größe der
eingesetzten Muskulatur und die Körperrotation sehr
hart sein.

Wenn es ihnen gelingt, das Schienbein oder den Fuß
mit dem EKA zu blocken verursacht das bei dem
Angreifer sicher erhebliche Schmerzen.

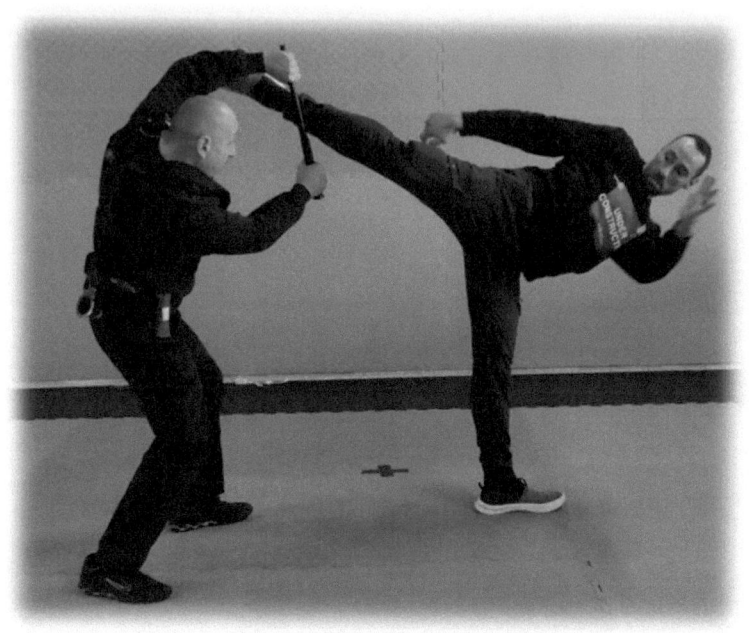

Abbildung zeigt die Abwehr eines hoch angesetzten Fußtrittes mit dem EKA

Abwehr bewaffneter Angriffe (Hiebwaffen) mit dem EKA

Bei dem Blocken von Angriffen mit Hiebwaffen empfehle ich, den EKA nur am Griffstück zu umfassen und die zweite Hand zur Stabilisierung (zum Schutz) aus Schlagrichtung gesehen hinter den EKA zu legen.

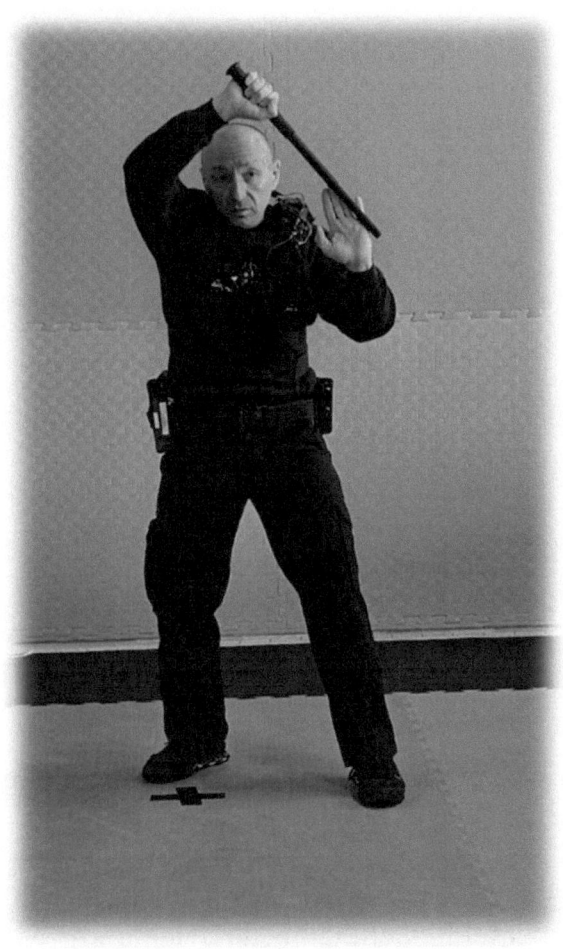

Abbildung zeigt eine Abwehrposition mit dem EKA gegen diagonal von oben geführten Angriffen mit Hiebwaffen

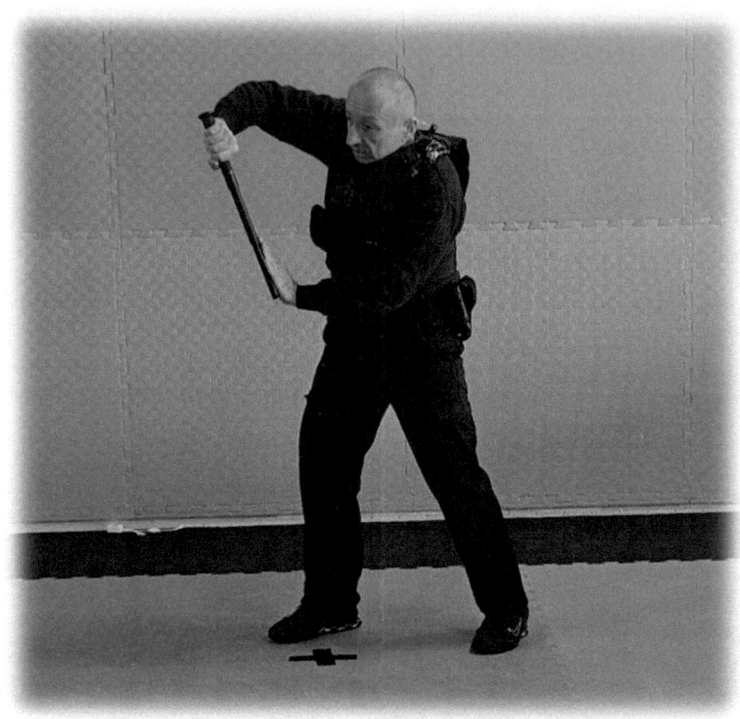

Es gibt weitere Abwehr- und Schlagmöglichkeiten mit dem EKA.

Die Abwehrtechniken gegen unbewaffnete Angriffe spielen meiner Einschätzung nach in ihrem Tätigkeitsbereich eine größere Rolle.

Zu dem Thema Einsatzmöglichkeiten mit dem EKA erfahren sie mehr in dem Buch „Einsatz des EKA im kommunalen Vollzugsdienst".

In dem vorliegenden Buch sollte der Wert des EKA als Einsatzmittel und seine Möglichkeiten und Grenzen im Rahmen der Eigensicherung dargestellt werden.

Waffenschutz

Ihre Bewaffnung kann ihnen helfen, sich vor Übergriffen zu schützen.

Versuchen sie zu vermeiden, dass ihre Waffen gegen sie selbst eingesetzt werden.

Das gilt für RSG, EKA, Pepper-Jet-Pistolen und natürlich in besonderem Maße für scharfe Schusswaffen.

Der beste Waffenschutz besteht in einer routinierten Handhabung ihrer Bewaffnung und ihrer Ausrüstung im gesamten.

Respektieren sie ihre Ausrüstung, pflegen sie ihre Ausrüstung, trainieren sie mit ihrer Ausrüstung und schützen sie ihre Ausrüstung vor der Wegnahme durch das Gegenüber.

Grundregeln des Waffenschutzes in Bezug auf EKA und RSG.

Am einfachsten schützen sie EKA und RSG durch das darüber ziehen von Oberbekleidung vor unbefugter Wegnahme.

Im Falle des EKA sollten sie das Holster in eine aufrechte Lage bringen.

Beachten sie, dass auch für sie selbst der Zugriff auf EKA und RSG erschwert sind.

Wägen sie ab, ob es trotzdem zum Beispiel in Menschenmengen erforderlich ist, die Jacke oder den Pullover über den EKA oder das RSG zu ziehen.

Achten sie außerdem bei Fesselungen, körperlichen Durchsuchungen und sonstigen Anlässen, bei denen Körperkontakt zu dem Gegenüber besteht, dass dieses nicht leicht an ihre Bewaffnung kommt.

Sichern sie das RSG mit einer Sicherungsschnur.

Diese schützt nicht nur vor Wegnahme, sondern leistet auch bei schnellem Wechsel auf den EKA oder einfache körperliche Gewalt einen wichtigen Dienst, da man das RSG auch nicht verliert, wenn es losgelassen wird um schneller zu agieren.

Kapitel 14

Never break These Rules

1. Halte Abstand.

2. Behalte stets die Hände des Gegenübers im Blick. Eine Waffe ist aus sich heraus ist grundsätzlich nicht gefährlich, erst die Benutzung macht sie gefährlich.

3. Unterschätze niemanden.

4. Begebe dich nie in Bereiche, die du nicht einsehen kannst.

5. K.i.S.S. - In dem Training und wenn du kämpfen musst, halte dein Technik-Repertoire einfach und simple (weniger ist mehr).

6. Wahre die Verhältnismäßigkeit. Das schützt nicht nur vor dienst- und strafrechtlichen Konsequenzen, du wirst auch erbitterter Kämpfen, wenn du keinen Moment daran Zweifelst, dass das Recht auf deiner Seite ist.

7. Bereite dich mental auf alle denkbaren Szenarien vor. Das verkürzt deine

8. Reaktionszeit. Wenn du dich auch mit schlimmen Szenarien befasst, tappst du nicht in die Falle „das kann mir nicht passieren".

9. Trainiere ehrlich, unbequem und mit Handicaps - Sei dir bewusst, dass du nie angegriffen wirst wenn du ausgeschlafen, gut drauf oder 100 % bei der Sache bist. Es wird immer Schwierigkeiten und Umstände geben, die dazu führen, dass du nicht deine komplette Leistung abrufen kannst.

10. Rechne damit, dass du zuerst getroffen wirst. Trainiere nach einem Schlag oder Tritt weiterzukämpfen - in vielen Fällen werden Verteidigungshandlungen nach ersten Treffern des Angreifers abgebrochen.

11. Proaktives Vorgehen. Agieren sie statt zu reagieren falls möglich. Übernehmen und behalten sie die Kontrolle über die Situation.

12. Aufgabentreue. Konzentrieren sie sich auf ihren abgesprochenen oder zugewiesenen Arbeitsbereich.

13. Gib niemals auf.

Kapitel 15

Physische und Psychische Selbstfürsorge für Einsatzkräfte

Einsatzkräfte der kommunalen Vollzugsdienste sind oft extremen physischen und psychischen Belastungen ausgesetzt, die sowohl kurzfristige als auch langfristige Auswirkungen auf ihre Gesundheit haben können.

Daher ist es von entscheidender Bedeutung, dass sie sowohl physische als auch psychische Selbstfürsorge praktizieren, um ihre Leistungsfähigkeit zu erhalten und Burnout oder anderen stressbedingten Erkrankungen vorzubeugen

Physische Selbstfürsorge ist ein wesentlicher Bestandteil, um die Gesundheit und das Wohlbefinden zu erhalten, insbesondere für Menschen, die in anspruchsvollen Berufen tätig sind, wie Einsatzkräfte.

Diese Art der Selbstfürsorge umfasst verschiedene Bereiche, die alle darauf abzielen, den Körper zu stärken und zu schützen, um den täglichen Anforderungen gewachsen zu sein.

Körperliche Fitness

Körperliche Fitness spielt eine zentrale Rolle für das Wohlbefinden und die Leistungsfähigkeit, insbesondere bei Personen, die in physisch anspruchsvollen Berufen tätig sind, wie beispielsweise Einsatzkräfte.

Die Bedeutung regelmäßiger körperlicher Aktivität kann daher nicht genug betont werden. Um die körperliche Leistungsfähigkeit langfristig zu erhalten und die allgemeine Gesundheit zu fördern, ist es für diese Berufsgruppe unerlässlich, ein gut durchdachtes und umfassendes Fitnessprogramm zu verfolgen.

Ein solches Fitnessprogramm sollte vielseitig gestaltet sein und verschiedene Trainingsarten kombinieren, um alle Aspekte der körperlichen Fitness abzudecken.

Zunächst ist Ausdauertraining von großer Bedeutung. Aktivitäten wie Laufen, Radfahren oder Schwimmen tragen wesentlich zur Verbesserung der Herz-Kreislauf-Gesundheit bei.

Diese Trainingsform erhöht nicht nur die Ausdauer, die für längere Einsätze und Aufgaben erforderlich ist, sondern fördert auch die Effizienz des Herz-Kreislauf-Systems, was zu einer besseren Sauerstoffversorgung des Körpers führt.

Neben der Ausdauer ist Krafttraining ein unverzichtbarer Bestandteil eines ausgewogenen Fitnessprogramms. Durch gezielte Übungen mit Gewichten oder dem eigenen Körpergewicht wird Muskelmasse aufgebaut und erhalten.

Dies ist besonders wichtig für Einsatzkräfte, da eine gut ausgebildete Muskulatur die körperliche Arbeitsleistung erheblich steigern kann.

Außerdem schützt sie vor Verletzungen durch körperliche Belastungen und unterstützt die Stabilität des gesamten Bewegungsapparates.

Ein weiterer wichtiger Aspekt ist die Flexibilität.

Übungen wie Yoga oder gezieltes Dehnen helfen, die Beweglichkeit der Gelenke zu erhalten und die Elastizität der Muskulatur zu fördern.

Dies ist entscheidend, um Verletzungen vorzubeugen und die Mobilität im Alltag und im Beruf zu verbessern.

Flexible Muskeln und Gelenke ermöglichen es, sich geschmeidiger und sicherer zu bewegen, was gerade in unvorhersehbaren Einsatzsituationen von Vorteil ist, also auch in Übergriffs Situationen eine unmittelbar erforderliche Eigenschaft ist.

Schließlich sollte auch das Koordinationstraining nicht vernachlässigt werden.

Übungen, die die Fähigkeit verbessern, Bewegungen präzise und effizient auszuführen, sind essenziell, um in stressigen oder gefährlichen Situationen schnell und sicher reagieren zu können.

Koordinationstraining kann auch die Feinmotorik und das Gleichgewicht schulen, was in vielen Einsatzbereichen von großem Nutzen ist, insbesondere aber wenn Eile geboten ist um sich zu schützen.

Insgesamt tragen all diese Komponenten nicht nur dazu bei, die physischen Anforderungen der Arbeit besser zu bewältigen, sondern sind auch effektive Methoden zur Stressbewältigung.

Körperliche Aktivitäten können den Körper entspannen und den Geist beruhigen, was zu einer besseren mentalen Gesundheit und einem gesteigerten Wohlbefinden führt.

Regelmäßiges Training hilft, Stresshormone abzubauen und Glückshormone freizusetzen, was zu einer positiven Grundstimmung und einer besseren Stressresistenz führt.

Ein durchdachtes Fitnessprogramm ist somit ein wesentlicher Bestandteil eines gesunden Lebensstils, der es Einsatzkräften ermöglicht, ihre anspruchsvollen Aufgaben effizient und gesund zu meistern.

Um Einsatzkräfte optimal zu unterstützen, könnte ein beispielhafter Trainingsplan wie folgt aussehen. Dieser Plan ist für eine Woche ausgelegt und kombiniert verschiedene Trainingsarten, um alle Aspekte der körperlichen Fitness abzudecken:

Montag: Ausdauertraining
Aktivität: Laufen
Dauer: 45 Minuten
Intensität:
Mittleres Tempo, um die Grundlagenausdauer zu verbessern
Ziel: Verbesserung der Herz-Kreislauf-Gesundheit und Steigerung der allgemeinen Ausdauer

Dienstag: Krafttraining

Aktivität:

Ganzkörpertraining mit Schwerpunkt auf funktionalen Übungen

Übungen:

Kniebeugen, Liegestütze, Klimmzüge, Ausfallschritte, Plank

Sätze/Wiederholungen:

3 Sätze mit 10-15 Wiederholungen pro Übung

Ziel:

Aufbau und Erhaltung der Muskelmasse und Verbesserung der körperlichen Leistungsfähigkeit

Mittwoch: Flexibilität und Erholung

Aktivität: Yoga oder Dehnübungen

Dauer: 30 Minuten

Ziel:

Förderung der Beweglichkeit und Entspannung des Körpers, um Verletzungen vorzubeugen

Donnerstag: Intervalltraining (HIIT)

Aktivität: Hochintensives Intervalltraining

Dauer: 20-30 Minuten

Beispielübungen:

Burpees, Sprints, Box Jumps, Mountain Climbers

Ziel:

Verbesserung der anaeroben Kapazität und Fettverbrennung

Freitag: Koordination und Gleichgewicht

Aktivität: Zirkeltraining mit Fokus auf Koordination

Beispielübungen:

Einbeinstand, Hüpfen auf einem Bein, Balancieren auf einem Balken, Seilspringen

Dauer: 30 Minuten

Ziel:

Verbesserung der Feinmotorik und des Gleichgewichts

```
┌─────────────────────────────────────────────────────────┐
│              Samstag: Ausdauertraining                  │
│                                                         │
│  Aktivität: Radfahren oder Schwimmen                    │
│                                                         │
│  Dauer: 60 Minuten                                      │
│                                                         │
│  Intensität: Leicht bis moderat                         │
│                                                         │
│  Ziel:                                                  │
│                                                         │
│  Erhöhung der Ausdauer und Förderung der                │
│  Regeneration durch gelenkschonende Bewegung            │
└─────────────────────────────────────────────────────────┘


┌─────────────────────────────────────────────────────────┐
│        Sonntag: Regeneration und aktive Erholung        │
│                                                         │
│  Aktivität: Leichte Spaziergänge oder lockeres          │
│  Stretching                                             │
│                                                         │
│  Dauer: 30 Minuten                                      │
│                                                         │
│  Ziel: Förderung der Erholung und Entspannung           │
│                                                         │
└─────────────────────────────────────────────────────────┘
```

Sonstige Tipps

Achten Sie auf eine ausgewogene Ernährung, die reich an Proteinen, gesunden Fetten und komplexen Kohlenhydraten ist, um die Trainingsziele zu unterstützen.

Hydration:

Ausreichend Wasser trinken, um den Flüssigkeitshaushalt aufrechtzuerhalten.

Schlaf:

Sorgen Sie für genügend Schlaf (7-9 Stunden pro Nacht), um die Regeneration zu optimieren.

Dieser Plan ist flexibel und kann an individuelle Bedürfnisse und körperliche Voraussetzungen angepasst werden.

Es ist wichtig, auf den eigenen Körper zu hören und bei Bedarf Ruhepausen einzulegen, um Überlastungen und Verletzungen zu vermeiden.

Ernährung

Eine ausgewogene Ernährung ist von zentraler Bedeutung für die Aufrechterhaltung der körperlichen Gesundheit und der Leistungsfähigkeit, insbesondere für Personen, die in Berufen mit hohen physischen und mentalen Anforderungen tätig sind, wie beispielsweise Einsatzkräfte.

Diese Berufsgruppe benötigt eine Ernährung, die alle essenziellen Nährstoffe in ausreichender Menge bereitstellt, um den besonderen Herausforderungen ihres Arbeitsalltags gewachsen zu sein.

Eine solche Ernährung sollte regelmäßig gesunde und nährstoffreiche Mahlzeiten umfassen.

Dazu gehört der vermehrte Verzehr von frischem Obst und Gemüse, das reich an Vitaminen und Mineralstoffen ist und wichtige Antioxidantien liefert, die den Körper bei der Abwehr von Krankheiten unterstützen.

Vollkornprodukte sind ebenfalls wichtig, da sie Ballaststoffe enthalten, die die Verdauung fördern und ein langanhaltendes Sättigungsgefühl vermitteln.

Des Weiteren ist der Konsum von magerem Eiweiß unerlässlich.

Quellen wie Geflügel, Fisch, Hülsenfrüchte und fettarme Milchprodukte tragen zum Muskelaufbau und zur Reparatur von Gewebe bei, was besonders für körperlich anstrengende Berufe von Bedeutung ist.

Gesunde Fette, die in Nüssen, Samen, Avocados und Olivenöl vorkommen, sollten ebenfalls Teil der Ernährung sein, da sie die Herzgesundheit unterstützen und essentielle Fettsäuren liefern, die der Körper nicht selbst produzieren kann.

Im Gegensatz dazu sollten verarbeitete Lebensmittel, die häufig hohe Mengen an Zucker, ungesunden Fetten und künstlichen Zusatzstoffen enthalten, vermieden werden.

Diese Nahrungsmittel liefern oft nur leere Kalorien, die schnell zu Energieeinbrüchen führen können und auf lange Sicht das Risiko für verschiedene Gesundheitsprobleme erhöhen.

Auch der Konsum von zu viel Koffein sollte eingeschränkt werden, da es zu nervöser Unruhe und Schlafstörungen führen kann, was wiederum die Leistungsfähigkeit beeinträchtigt.

Insgesamt trägt eine ausgewogene Ernährung nicht nur zur körperlichen Gesundheit bei, sondern hat auch einen positiven Einfluss auf die geistige Klarheit und emotionale Stabilität.

Sie kann helfen, Stress besser zu bewältigen, die Konzentration zu fördern und die allgemeine Lebensqualität zu verbessern.

Daher sollten insbesondere Einsatzkräfte großen Wert darauflegen, eine Ernährung zu wählen, die sowohl nährstoffreich als auch ausgewogen ist, um ihre Gesundheit und Leistungsfähigkeit langfristig zu sichern.

Um den spezifischen Anforderungen von Einsatzkräften gerecht zu werden, habe ich einen beispielhaften Ernährungsplan erstellt, der alle essenziellen Nährstoffe berücksichtigt und ausreichend Energie für körperliche und mentale Leistungen bietet.

Dieser Plan ist flexibel und kann je nach individuellen Vorlieben und Bedürfnissen angepasst werden.

Montag

Frühstück:

Haferflocken mit fettarmer Milch oder pflanzlicher Alternative, garniert mit frischen Beeren (z.B. Blaubeeren, Himbeeren) und einem Esslöffel Walnüssen.

Ein Glas frisch gepresster Orangensaft.

Snack:

Ein Apfel und eine Handvoll Mandeln.

Mittagessen:

Gegrilltes Hähnchenbrustfilet mit Quinoa-Salat (enthält Gurken, Tomaten, Paprika, Petersilie und ein Dressing aus Olivenöl und Zitronensaft).

Ein kleiner Joghurt mit Honig.

Snack:

Karotten- und Selleriesticks mit Hummus.

Abendessen:

Gebratener Lachs mit einer Seite aus Ofengemüse (z.B. Brokkoli, Karotten, Süßkartoffeln) und einem Vollkornbrötchen. Ein gemischter Salat mit Avocado und einem leichten Balsamico-Dressing.

Dienstag

Frühstück:

Vollkornbrot mit Avocado und einem gekochten Ei.

Ein Smoothie aus Spinat, Banane, Mandelmilch und einem Löffel Leinsamen.

Snack:

Eine Birne und ein paar Walnüsse.

Mittagessen:

Linsensuppe mit Vollkornbrot.

Ein kleiner gemischter Salat mit Kichererbsen.

Snack:

Naturjoghurt mit einer Handvoll Beeren.

Abendessen:

Gebratene Putenstreifen mit Vollkornpasta und einer Tomatensauce voller Gemüse (Zucchini, Paprika, Aubergine).

Ein kleiner grüner Salat.

Mittwoch

Frühstück:

Griechischer Joghurt mit Honig, Nüssen und Früchten.

Ein Glas Wasser mit einem Spritzer Zitrone.

Snack:

Ein Müsliriegel aus Haferflocken und Trockenfrüchten.

Mittagessen:

Gebratener Tofu mit einer Portion braunem Reis und gedünstetem Gemüse (z.B. Brokkoli, Karotten).

Ein Apfel.

Snack:

Eine Handvoll gemischter Nüsse.

Abendessen:

Ofenkartoffeln mit einer Portion magerem Quark und frischen Kräutern.

Gedünsteter Spinat oder Mangold als Beilage.

Tipps für die Woche:

Hydration: Ausreichend Wasser trinken, mindestens 1,5 bis 2 Liter pro Tag, um den Flüssigkeitshaushalt aufrechtzuerhalten.

Portionen: Auf die Portionsgrößen achten, um ein gesundes Gewicht zu halten.

Flexibilität: Mahlzeiten können je nach Verfügbarkeit von Lebensmitteln und persönlichem Geschmack angepasst werden.

Vielseitigkeit: Versuchen, eine Vielfalt an Lebensmitteln einzubauen, um alle Nährstoffbedürfnisse zu decken.

Dieser Ernährungsplan bietet eine ausgewogene Mischung aus Kohlenhydraten, Proteinen und gesunden Fetten, die für die Erhaltung der Gesundheit und Leistungsfähigkeit von Einsatzkräften unerlässlich sind.

Schlaf

Schlaf spielt eine wesentliche Rolle für die körperliche Regeneration und die Erhaltung unserer geistigen Leistungsfähigkeit.

Während wir schlafen, durchläuft unser Körper verschiedene Phasen, die wichtig für die Heilung und Reparatur von Geweben, die Stärkung des Immunsystems und die Verarbeitung von Informationen und Erinnerungen im Gehirn sind.

Besonders für Einsatzkräfte, die in ihrem Beruf häufig extremen Stresssituationen ausgesetzt sind und oft mit unregelmäßigen Arbeitszeiten zurechtkommen müssen, ist ein ausreichender und qualitativ hochwertiger Schlaf von besonderer Bedeutung.

Der unregelmäßige Arbeitsrhythmus, der durch Schichtarbeit und unvorhersehbare Einsatzzeiten geprägt ist, kann den natürlichen Schlaf-Wach-Zyklus erheblich stören.

Diese Störungen können zu einer chronischen Müdigkeit führen, die nicht nur die körperliche Gesundheit beeinträchtigt, sondern auch die geistige Wachsamkeit und Leistungsfähigkeit der Einsatzkräfte erheblich verringern kann.

Müdigkeit kann die Reaktionszeit verlängern, die Entscheidungsfindung erschweren und das Unfallrisiko erhöhen, was in Berufen, in denen oft schnelle und präzise Entscheidungen getroffen werden müssen, gefährlich sein kann.

Um diesen Herausforderungen entgegenzuwirken, ist es für Einsatzkräfte entscheidend, gezielte Strategien zur Verbesserung ihrer Schlafhygiene zu entwickeln. Eine der grundlegenden Maßnahmen ist die Schaffung einer optimalen Schlafumgebung.

Dazu gehört, das Schlafzimmer so ruhig und dunkel wie möglich zu gestalten, um äußere Störungen zu minimieren.

Ein bequemes Bett und eine angenehme Raumtemperatur können ebenfalls dazu beitragen, die Schlafqualität zu verbessern.

Darüber hinaus können Entspannungstechniken wie Meditation, Atemübungen oder sanftes Yoga vor dem Schlafengehen helfen, den Körper und Geist auf den Schlaf vorzubereiten. Diese Techniken können Stress abbauen und den Übergang in die Schlafphasen erleichtern.

Für Einsatzkräfte, die aufgrund ihres Dienstplans oft keinen festen Schlaf-Wach-Rhythmus einhalten können, ist es dennoch hilfreich, so gut es geht an einem regelmäßigen Schlafplan festzuhalten.

Dies bedeutet, wann immer möglich, zur gleichen Zeit ins Bett zu gehen und aufzustehen, um den Körper auf eine konstante Routine zu konditionieren.

Durch die Umsetzung dieser Maßnahmen können Einsatzkräfte ihre Schlafqualität erheblich verbessern.

Ein erholsamer Schlaf fördert nicht nur die körperliche Erholung, sondern auch die geistige Klarheit, was dazu beiträgt, dass sie in stressigen Situationen effektiver und sicherer arbeiten können.

Erholung

Neben der grundlegenden Bedeutung eines ausreichenden und erholsamen Schlafs spielt auch die bewusste Erholung während des Tages eine wesentliche Rolle in der physischen Selbstfürsorge.

Schlaf ist zwar die Basis für Regeneration, doch auch tagsüber benötigt der Körper Phasen der Entspannung, um optimal funktionieren zu können.

Kurze, gezielte Pausen inmitten eines arbeitsreichen Tages sind hierbei von großer Bedeutung.

Diese Pausen können in Form von einfachen Atemübungen, kurzen Meditationseinheiten oder einfach nur durch das bewusste Innehalten und Aufstehen von einem Schreibtisch umgesetzt werden.

Solche Unterbrechungen helfen nicht nur, den Körper zu entspannen, sondern erfrischen auch den Geist.

Sie bieten die Möglichkeit, sich von anstrengenden Aufgaben zu lösen, den Stresspegel zu senken und so neue Energie zu tanken.

Diese Erholungsphasen tragen dazu bei, dass Stress, der sich im Laufe eines Tages ansammeln kann, abgebaut wird.

Sie fördern eine gesteigerte Konzentrationsfähigkeit und können dazu beitragen, die allgemeine Stimmung zu heben.

Dies ist besonders wichtig, da chronischer Stress negative Auswirkungen auf die Gesundheit haben und zu einer Vielzahl von physischen und psychischen Beschwerden führen kann.

Die Einbindung regelmäßiger Pausen in den Arbeitsalltag ist daher entscheidend, um langfristig gesund und leistungsfähig zu bleiben.

Dies gilt umso mehr für Berufe, die hohe körperliche und psychische Anforderungen an die Beschäftigten stellen.

In solchen Berufen ist es essenziell, den Körper und Geist regelmäßig zu regenerieren, um Burnout oder Erschöpfung vorzubeugen und die eigene Leistungsfähigkeit aufrechtzuerhalten.

Durch die bewusste Integration von Erholungsphasen in den Alltag wird nicht nur die Produktivität gesteigert, sondern auch das allgemeine Wohlbefinden verbessert. Ein achtsamer Umgang mit den eigenen Ressourcen ist somit ein Schlüssel, um sowohl im Berufs- als auch im Privatleben ausgeglichen und gesund zu bleiben.

Psychische Selbstfürsorge ist ein wichtiger Aspekt des Wohlbefindens, insbesondere für Menschen in herausfordernden Berufen wie Einsatzkräfte. Diese Menschen sind oft hohen Belastungen ausgesetzt und müssen daher besonders auf ihre psychische Gesundheit achten. Eine ausführliche Betrachtung der verschiedenen Aspekte der psychischen Selbstfürsorge kann ihnen helfen, ihre Belastbarkeit zu erhöhen und langfristig gesund zu bleiben.

1.   Stressmanagement: Stressmanagement ist ein wesentlicher Bestandteil für Einsatzkräfte, da sie oft

unter extremem Druck stehen und in der Lage sein müssen, schnell und effizient auf eine Vielzahl von herausfordernden Situationen zu reagieren. Der Umgang mit diesem Stress ist entscheidend, um sowohl die körperliche als auch die geistige Gesundheit der Einsatzkräfte zu bewahren. Dazu ist es wichtig, verschiedene Techniken zur Stressbewältigung zu erlernen und regelmäßig in den Alltag zu integrieren.

Eine effektive Methode zur Stressbewältigung sind Atemübungen. Diese Übungen konzentrieren sich darauf, den Atem bewusst wahrzunehmen und zu kontrollieren, was zu einer Beruhigung des Geistes und einer Entspannung des Körpers führt. Indem man den Fokus auf den Atem lenkt, werden störende Gedanken ausgeblendet und eine innere Ruhe gefördert. Solche Übungen können in stressigen Momenten schnell angewendet werden, um die eigene Gelassenheit wiederherzustellen.

Meditation ist eine weitere wertvolle Technik, die die Achtsamkeit schult. Sie hilft dabei, im gegenwärtigen Moment präsent zu sein, was insbesondere in hektischen oder belastenden Situationen von Vorteil ist. Regelmäßige Meditation kann dazu beitragen, die Fähigkeit zu verbessern, stressige Gedanken zu erkennen und loszulassen, was insgesamt zu einer ruhigeren und ausgeglicheneren Geisteshaltung führt.

Yoga ist bekannt für seine ganzheitliche Wirkung auf Körper und Geist. Diese Praxis kombiniert körperliche Bewegung mit Atemkontrolle und meditativen Elementen, was zu einer umfassenden Entspannung beitragen kann. Yoga verbessert nicht nur die körperliche Flexibilität und Stärke, sondern fördert auch die mentale Ausgeglichenheit und hilft, Stress abzubauen.

Eine weitere effektive Methode zur Stressbewältigung ist die progressive Muskelentspannung. Bei dieser Technik werden einzelne Muskelgruppen nacheinander gezielt angespannt und dann bewusst entspannt. Dies hilft, körperliche Spannungen zu lösen und das allgemeine Wohlbefinden zu steigern. Diese Methode kann besonders hilfreich sein, um Stresssymptome wie Muskelverspannungen oder Kopfschmerzen zu lindern.

Um die Wirksamkeit dieser Techniken zu maximieren, sollten sie regelmäßig praktiziert und fest in den Alltag integriert werden. Dadurch wird nicht nur die allgemeine Widerstandsfähigkeit gegenüber stressigen Situationen gestärkt, sondern auch die geistige Klarheit gefördert. Einsatzkräfte, die routinemäßig an ihrem Stressmanagement arbeiten, sind besser gerüstet, um den Anforderungen ihres anspruchsvollen Berufs gerecht zu werden, und können gleichzeitig ihre Gesundheit und ihr Wohlbefinden langfristig erhalten.

Emotionale Unterstützung

Emotionale Unterstützung spielt eine entscheidende Rolle im Umgang mit belastenden Erlebnissen am Arbeitsplatz, insbesondere für Einsatzkräfte, die regelmäßig mit stressigen und potenziell traumatischen Situationen konfrontiert sind.

Der Austausch mit Kollegen und Vorgesetzten ist hierbei von zentraler Bedeutung.

In einem unterstützenden Arbeitsumfeld haben Einsatzkräfte die Möglichkeit,

offen über ihre Erlebnisse zu sprechen und dadurch emotionale Entlastung zu erfahren.

Diese Form des Austauschs fördert nicht nur ein Gefühl der Gemeinschaft und Zusammengehörigkeit, sondern ermöglicht es den Individuen auch, ihre eigene Perspektive zu erweitern.

Durch das Teilen von Erfahrungen können sie von den Einsichten und Bewältigungsstrategien anderer lernen, was ihnen hilft, mit ihren eigenen Herausforderungen besser umzugehen.

Darüber hinaus ist es von essenzieller Bedeutung, den Zugang zu professioneller psychologischer Unterstützung zu fördern.

Supervision stellt hierbei eine strukturierte Möglichkeit dar, um herausfordernde Situationen zu reflektieren und professionellen Rat zu erhalten.

In regelmäßigen Supervisionssitzungen können Einsatzkräfte ihre Erlebnisse in einem geschützten Rahmen besprechen, was ihnen hilft, neue Bewältigungsstrategien zu entwickeln und emotionale Belastungen zu reduzieren.

Für tieferliegende psychische Probleme kann eine Therapie ein wertvolles Instrument sein.

Sie bietet eine sichere Umgebung, um persönliche Themen intensiv zu bearbeiten und individuelle Lösungen zu erarbeiten.

Therapie ermöglicht es den Betroffenen, ihre Emotionen und Gedanken besser zu verstehen und zu verarbeiten, was langfristig zu einer besseren psychischen Gesundheit führt.

Die Möglichkeit, bei Bedarf auf professionelle Hilfe zurückzugreifen, ist ein wesentlicher Bestandteil der psychischen Selbstfürsorge.

Es ist wichtig, dass Einsatzkräfte wissen, dass es in Ordnung ist, Hilfe zu suchen und dass sie in Krisenzeiten nicht allein sind.

Ein Arbeitsumfeld, das den offenen Umgang mit psychischen Belastungen unterstützt und den Zugang zu professioneller Hilfe erleichtert, trägt maßgeblich zur langfristigen psychischen Gesundheit und Zufriedenheit der Mitarbeiter bei.

Grenzen setzen

Das Erkennen und Respektieren persönlicher Grenzen ist ein essenzieller Aspekt des Selbstschutzes, insbesondere in Berufen, die ein hohes Maß an physischer und psychischer Belastung mit sich bringen, wie dies bei Einsatzkräften der Fall ist.

In solchen Berufen ist es entscheidend, ein klares Bewusstsein für die eigenen Belastungsgrenzen zu entwickeln.

Dies bedeutet, aufmerksam auf die Signale des eigenen Körpers und Geistes zu achten und rechtzeitig Maßnahmen zu ergreifen, um Überlastung zu vermeiden.

Einsatzkräfte sollten sich selbst die Erlaubnis geben, „Nein" zu sagen, wenn sie feststellen, dass ihre physischen oder emotionalen Kapazitäten an ihre Grenzen stoßen.

Dies ist kein Zeichen von Schwäche, sondern vielmehr ein Ausdruck von Selbstachtung und Verantwortungsbewusstsein gegenüber der eigenen Gesundheit und Leistungsfähigkeit.

Das Setzen von Grenzen erfordert Mut und ein gesundes Maß an Selbstbewusstsein, da es oft gegen gesellschaftliche Erwartungen oder das eigene Pflichtbewusstsein steht. Auch hier spreche ich aus eigenen Erfahrungen.

Ebenso wichtig ist die Bereitschaft, Unterstützung anzunehmen und um Hilfe zu bitten, wenn die Anforderungen zu groß werden.

Dies kann den Austausch mit Kollegen, den Rat von Vorgesetzten oder die Inanspruchnahme professioneller Hilfe umfassen.

Sich einzugestehen, dass man Unterstützung benötigt, und diese aktiv einzufordern, ist ein Zeichen von Stärke und Selbstfürsorge.

Indem Einsatzkräfte lernen, ihre persönlichen Grenzen zu respektieren und einzuhalten, leisten sie einen bedeutenden Beitrag zur Erhaltung ihrer eigenen Gesundheit und ihres Wohlbefindens.

Dies hat langfristig positive Auswirkungen auf ihre berufliche Leistungsfähigkeit und Effektivität.

Indem sie sich selbst schützen, können sie auch in stressigen und herausfordernden Situationen besser agieren und dadurch ihre Fähigkeit steigern, anderen zu helfen.

Letztendlich trägt das Setzen von Grenzen dazu bei, sowohl die individuelle als auch die kollektive Resilienz innerhalb des Teams zu stärken.

Hobbys und Interessen

Hobbys und Interessen spielen eine entscheidende Rolle im Leben eines jeden Menschen, da sie einen wertvollen Ausgleich zum oft stressigen Berufsalltag bieten.

Die aktive Pflege und das Engagement in persönlichen Interessen außerhalb der Arbeit ermöglichen es Individuen, sich von den täglichen beruflichen Anforderungen zu erholen und neue Energie zu tanken.

Diese Freizeitaktivitäten eröffnen die Möglichkeit, in angenehme und erfüllende Erlebnisse einzutauchen, die nicht nur Freude und Zufriedenheit bringen, sondern auch das persönliche Wohlbefinden steigern.

Die Bandbreite an Hobbys und Interessen ist vielfältig und reicht von sportlichen Aktivitäten über musikalische bis hin zu kreativen Beschäftigungen.

Sportliches Engagement, sei es im Rahmen von Teamsportarten wie Fußball oder Basketball oder durch individuelle Aktivitäten wie Joggen, Schwimmen oder Radfahren, fördert nicht nur die körperliche Gesundheit, sondern hilft auch, Stress abzubauen und den Kopf freizubekommen.

Die Bewegung setzt Endorphine frei, die als natürliche Stimmungsaufheller wirken und somit das emotionale Gleichgewicht unterstützen.

Das Erlernen eines Musikinstruments oder das Musizieren generell bietet eine faszinierende Möglichkeit, sich kreativ auszudrücken und gleichzeitig die kognitiven Fähigkeiten zu fördern.

Musik hat die Kraft, Emotionen zu wecken und kann als Ventil für den Ausdruck innerer Empfindungen dienen.

Das regelmäßige Üben eines Instruments erfordert Konzentration und Disziplin, was wiederum die geistige Ausdauer stärkt.

Kreative Tätigkeiten wie Malen, Zeichnen, Schreiben oder Fotografieren erlauben es, der Fantasie freien Lauf zu lassen und neue Ideen zu erkunden.

Diese Aktivitäten bieten nicht nur eine Flucht aus dem Alltag, sondern fördern auch die Entwicklung neuer Perspektiven und Problemlösungsfähigkeiten. Kreativität ist ein wesentlicher Bestandteil der menschlichen Erfahrung und unterstützt die persönliche Entfaltung.

Neben den individuellen Vorteilen, die Hobbys und Interessen bieten, spielen sie auch eine wichtige Rolle im sozialen Leben. Sie bieten zahlreiche Gelegenheiten, soziale Kontakte zu pflegen und neue Bekanntschaften zu schließen.

Ob in einem Sportverein, einem Musikensemble oder einem Kunstkurs – das gemeinsame Interesse an einer Aktivität verbindet Menschen und schafft Raum für Austausch und Zusammenarbeit.

Diese sozialen Interaktionen können eine wertvolle Quelle emotionaler Unterstützung sein und helfen, ein starkes Netzwerk aufzubauen.

Zusammenfassend tragen Hobbys und persönliche Interessen maßgeblich dazu bei, psychische Erschöpfung zu verhindern und das allgemeine Wohlbefinden zu steigern.

Sie fördern die körperliche und geistige Gesundheit, ermöglichen kreative Entfaltung und stärken soziale Bindungen.

In einer immer hektischeren Welt sind sie ein unverzichtbarer Bestandteil eines ausgewogenen und erfüllten Lebens.

Achtsamkeit und Selbstreflexion

Achtsamkeit und Selbstreflexion sind fundamentale Praktiken, die einen wesentlichen Beitrag zur Förderung des persönlichen Wohlbefindens leisten.

Durch regelmäßige Selbstreflexion und die Praxis der Achtsamkeit gelingt es, ein tieferes Verständnis für die eigenen Bedürfnisse und Grenzen zu entwickeln.

Dies ermöglicht es, frühzeitig Anzeichen von Überlastung zu erkennen und entsprechend gegenzusteuern.

Achtsamkeit bedeutet, sich ganz bewusst auf den gegenwärtigen Moment zu konzentrieren und wahrzunehmen, was um einen herum und in einem selbst geschieht, ohne dabei zu urteilen oder zu bewerten.

Diese Praxis erfordert, dass man sich mit offenen Sinnen der Gegenwart zuwendet und Gedanken, Gefühle und körperliche Empfindungen einfach registriert, ohne sie zu verändern oder zu hinterfragen.

Durch diese bewusste Wahrnehmung können Stress und negative Gedankenmuster sukzessive reduziert werden, was zu einer verbesserten mentalen und emotionalen Gesundheit führt.

Ein praktisches Werkzeug, das diesen Prozess unterstützt, ist das Führen eines Tagebuchs oder speziell eines Achtsamkeitstagebuchs.

Durch das regelmäßige Aufschreiben ihrer Gedanken und Gefühle können Personen, insbesondere Einsatzkräfte, ein klareres Bild davon gewinnen, welche Situationen und Umstände ihnen guttun und welche eher belastend wirken.

Das Tagebuch dient als Spiegel der eigenen Innenwelt und hilft dabei, wiederkehrende Muster zu erkennen, die möglicherweise unbewusst das eigene Verhalten und Erleben beeinflussen.

Diese Form der Reflexion ist nicht nur ein Mittel zur Selbstbeobachtung, sondern auch eine Grundlage für bewusste und wohltuende Entscheidungen.

Indem man sich der eigenen Bedürfnisse und Grenzen bewusstwird, können gezielte Maßnahmen ergriffen werden, um die persönliche Gesundheit zu fördern.

Dazu gehört auch, notwendige Veränderungen im Lebensstil vorzunehmen, sei es durch die Anpassung von Arbeitszeiten, die Implementierung von Pausen oder die Suche nach neuen Wegen der Entspannung und Regeneration.

Letztlich trägt die Praxis der Achtsamkeit und Selbstreflexion dazu bei, ein ausgewogenes und gesundes Leben zu führen, das den Anforderungen des Alltags gerecht wird.

Insgesamt ist psychische Selbstfürsorge ein fortlaufender Prozess, der Engagement und Achtsamkeit erfordert.

Indem Einsatzkräfte Strategien zur Stressbewältigung erlernen, emotionale Unterstützung suchen, persönliche Grenzen respektieren, Hobbys pflegen und Achtsamkeit praktizieren, stärken sie ihr psychisches Wohlbefinden und ihre Fähigkeit, den herausfordernden Anforderungen ihres Berufs gerecht zu werden.

Fazit

Das Kapitel „Physische und Psychische Selbstfürsorge für Einsatzkräfte" hebt die besonderen Herausforderungen hervor, denen sich systemrelevante Einsatzkräfte wie Feuerwehrleute, Rettungssanitäter, Polizisten und medizinisches Personal täglich stellen müssen.

Diese Berufsgruppen sind regelmäßig extremen physischen und psychischen Belastungen ausgesetzt, weshalb eine gezielte Selbstfürsorge unerlässlich ist, um Gesundheit und Leistungsfähigkeit zu erhalten und Burnout oder andere stressbedingte Erkrankungen zu vermeiden.

Im Bereich der physischen Selbstfürsorge wird besonders die Bedeutung eines umfassenden Fitnessprogramms betont, das Ausdauer, Kraft, Flexibilität und Koordination umfasst. Diese Komponenten tragen nicht nur dazu bei, die physischen Anforderungen des Berufs besser zu bewältigen, sondern sind auch effektive Methoden zur Stressbewältigung. Ergänzend dazu wird eine ausgewogene Ernährung empfohlen, die alle essenziellen Nährstoffe bereitstellt, sowie ein ausreichender und qualitativ hochwertiger Schlaf, um die körperliche Regeneration zu unterstützen.

Die bewusste Erholung während des Tages rundet die physische Selbstfürsorge ab, indem sie zur Stressreduktion und Erhöhung der Leistungsfähigkeit beiträgt.

Die psychische Selbstfürsorge fokussiert sich auf effektives Stressmanagement durch Techniken wie Atemübungen, Meditation und Yoga sowie auf emotionale Unterstützung durch Austausch mit Kollegen und professionelle psychologische Hilfe. Das Setzen persönlicher Grenzen und das Pflegen von Hobbys und Interessen werden als wichtige Maßnahmen hervorgehoben, um psychische Erschöpfung zu verhindern.

Schließlich werden Achtsamkeit und Selbstreflexion als Schlüsselpraktiken beschrieben, um ein tieferes Verständnis für die eigenen Bedürfnisse und Grenzen zu entwickeln und dadurch das persönliche Wohlbefinden zu fördern.

Zusammenfassend zeigt das Kapitel, dass sowohl physische als auch psychische Selbstfürsorge essenziell sind, um die Herausforderungen des Berufsalltags als Einsatzkraft zu bewältigen.

Durch ein bewusstes Engagement in diesen Bereichen können Einsatzkräfte ihre Gesundheit und Leistungsfähigkeit langfristig sichern und den Anforderungen ihres anspruchsvollen Berufs gerecht werden.

Dieses Buch bietet einen Einstieg in die Thematik und soll eine vielleicht für sie neue, beziehungsweise ergänzende Sichtweise zeigen.

Nichts ist je komplett.

Insbesondere für den Bereich unbewaffneter Kampf für Einsatzkräfte im Vollzugsdienst ist in Kürze ein weiteres Buch verfügbar.

Weitere Empfehlungen zu dem Thema Eigensicherung

In dem Buch

„Einsatztrainings für kommunale Polizei-, Vollzugs- und Ordnungsdienste effektiv und sicher gestalten"

und

„Handbuch für Einsatztrainer von kommunalen Polizei-, Vollzugs- und Ordnungsdiensten"

Finden sie weitere praxisnahe Taktiken und Techniken, sowie Vorschläge für Szenarien Trainings und Drills.

Aus- und Fortbildung

Gewaltschutztraining Hessen

das Gewaltschutztraining Hessen bietet regelmäßig Seminare an, die auf einem modularen Einsatztraining basieren. Unsere Kurse sind darauf ausgelegt, Fachkräfte und interessierte Personen in effektiven Techniken und Strategien zu schulen, um in herausfordernden Situationen sicher und besonnen zu handeln.

Seminarmodule:

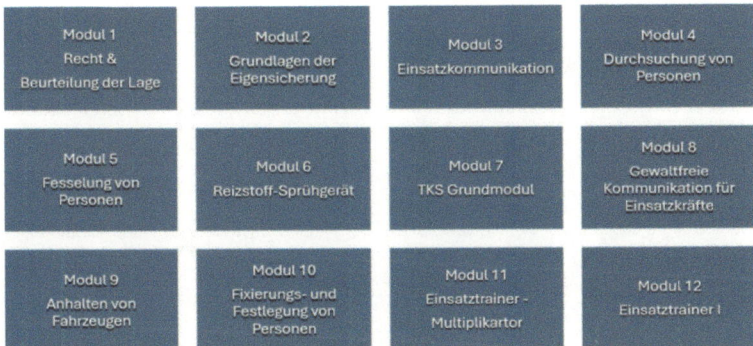

Modul 1 Recht & Beurteilung der Lage	Modul 2 Grundlagen der Eigensicherung	Modul 3 Einsatzkommunikation	Modul 4 Durchsuchung von Personen
Modul 5 Fesselung von Personen	Modul 6 Reizstoff-Sprühgerät	Modul 7 TKS Grundmodul	Modul 8 Gewaltfreie Kommunikation für Einsatzkräfte
Modul 9 Anhalten von Fahrzeugen	Modul 10 Fixierungs- und Festlegung von Personen	Modul 11 Einsatztrainer - Multiplikartor	Modul 12 Einsatztrainer I

Aktuelle Termine und Informationen:

Um mehr über unsere nächsten Seminartermine zu erfahren und sich anzumelden, besuchen Sie bitte unsere Webseite:

www.mts-gewaltschutztraining-hessen.de

Bei Fragen oder für weitere Informationen können Sie uns auch gerne telefonisch kontaktieren:
Telefon: 0152 317 59 594

Nutzen Sie die Gelegenheit, Ihre Fähigkeiten im Gewaltschutz zu verbessern und sich optimal auf herausfordernde Situationen vorzubereiten!

Seien Sie proaktiv – Ihre Sicherheit liegt in Ihren Händen!

Literatur

Law Enforcement Bulletin, United States Departement of Justice Federal Bureau of Investigation Washington DC, March 1995, Volume 64, Number 3

Clemens Lorei & Jürgen Sohnemann, Grundwissen Eigensicherung, ISBN 978-3-86676-242-8, Verlag für Polizeiwissenschaften 2012

John „Lofty" Wiseman, City-Survival, Das Handbuch zur Selbstverteidigung, ISBN: 978-3-613-50336-6, 6. Auflage 2011, erschienen im Pietsch Verlag

Julian Raschl, Körpersprache, ISBN 979-8785344518, erschienen 2021

Dr. Uwe Füllgrabe, Psychologie der Eigensicherung - Überleben ist kein Zufall, ISBN: 978-3-415-06486-7, 8. Auflage 2019, Boorberg Verlag

Darren Levine & John Whitman, Complete Krav Maga, ISBN: 978-1-56975-573-0, 2007, erschienen im Ulysses Press Verlag

Technische Richtlinie RSG, November 2008

Police Tactics Instructors of America, Defensive Tactics Manual, Danny Lane & Jason Hanson